安心家庭

孕妇食品
安全指南

巩宏斌 ◎主编

编委会成员：郭晓薇　范常文　李华英　黄慧红　李萍

黑龙江科学技术出版社
HEILONGJIANG SCIENCE AND TECHNOLOGY PRESS

图书在版编目（CIP）数据

孕妇食品安全指南 / 巩宏斌主编 . -- 哈尔滨：黑
龙江科学技术出版社，2018.5
（安心家庭）
ISBN 978-7-5388-9606-0

Ⅰ . ①孕… Ⅱ . ①巩… Ⅲ . ①孕妇 - 营养卫生 - 指南
Ⅳ . ① R153.1-62

中国版本图书馆 CIP 数据核字 (2018) 第 058798 号

孕妇食品安全指南

YUNFU SHIPIN ANQUAN ZHINAN

作　　者	巩宏斌	
项目总监	薛方闻	
责任编辑	闫海波	
策　　划	深圳市金版文化发展股份有限公司	
封面设计	深圳市金版文化发展股份有限公司	
出　　版	黑龙江科学技术出版社	
	地址：哈尔滨市南岗区公安街 70-2 号　邮编：150007	
	电话：（0451）53642106　传真：（0451）53642143	
	网址：www.lkcbs.cn	
发　　行	全国新华书店	
印　　刷	深圳市雅佳图印刷有限公司	
开　　本	685 mm×920 mm　1/16	
印　　张	13	
字　　数	180 千字	
版　　次	2018 年 5 月第 1 版	
印　　次	2018 年 5 月第 1 次印刷	
书　　号	ISBN 978-7-5388-9606-0	
定　　价	39.80 元	

目 录
CONTENTS

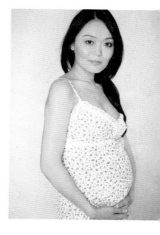

Part 1 十月怀胎，注重孕期食品安全与营养

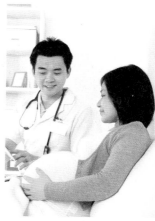

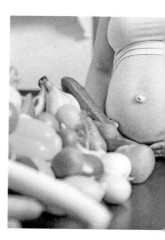

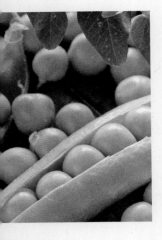

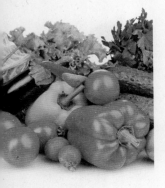

Part 2　孕1月：恭喜成为孕妈妈

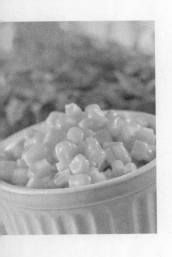

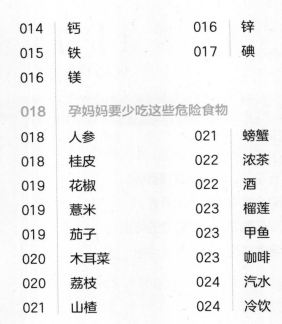

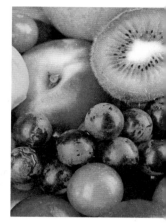

Part 3 孕2月：清淡饮食应对早孕反应

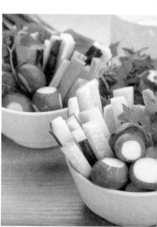

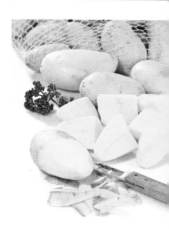

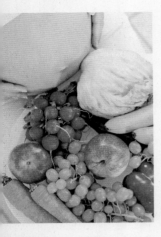

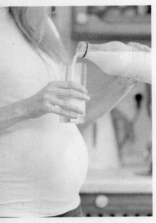

Part 4 孕3月：安胎保胎是重点

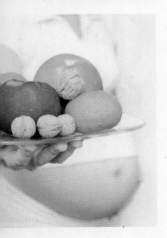

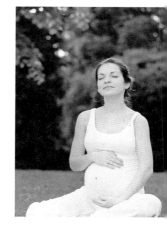

Part 5 孕 4 月：与胎宝宝心灵相通

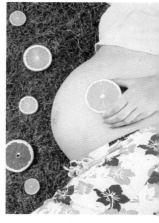

Part 6 孕 5 月：肚子慢慢长大了

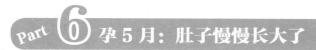

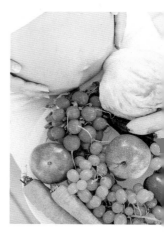

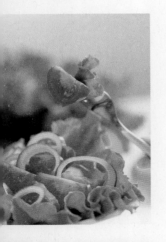

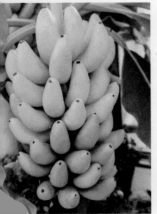

Part 7   孕6月：孕味十足的孕妈妈

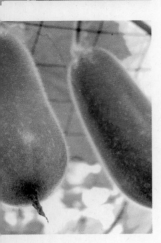

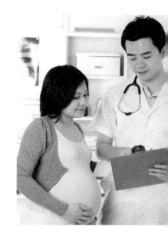

Part 8 孕7月：日渐蹒跚的孕妈妈

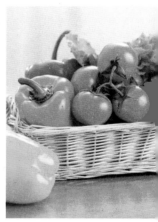

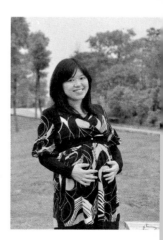

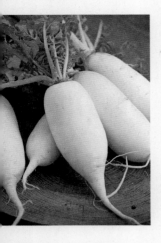

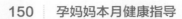

Part 9　孕8月：营养的最后冲刺期

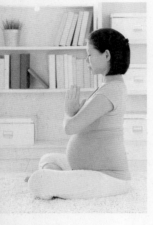

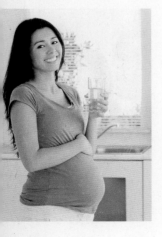

Part 10 孕9月：胎宝宝发育已成熟

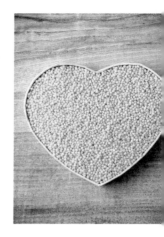

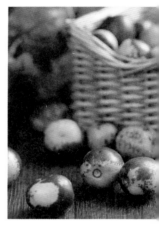
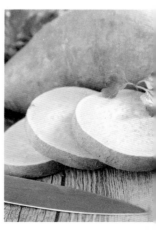

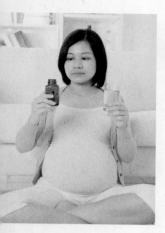

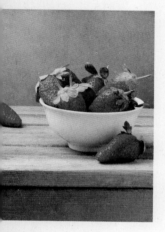

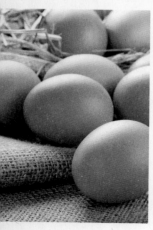

Part 11 孕 10 月：期待宝宝的到来

Part

1

十月怀胎，注重孕
期食品安全与营养

孕妈妈讲究吃，
宝宝更健康

怀孕了，吃得安全很重要

食品安全问题不知从何时开始成为人们日常生活中无法忽视的一个问题。接二连三的食品安全问题曝光在公众的视野内，从添加苏丹红的咸鸭蛋、熏硫黄的银耳、添加三聚氰胺的毒奶粉……每一件不良食品事件都让我们胆战心惊。

作为孕妈妈，为了孕育健康的下一代，在日常生活中，就更要注意食品安全。

有人说，胎宝宝的健康系在孕妈妈的"嘴上"。因此，孕妈妈选择什么样的食品就至关重要了。孕期的饮食营养，不仅影响到胎宝宝的正常发育，也关系到出生后婴幼儿的体质和智力。

因此，科学地调配妊娠各时期的饮食营养，对优孕、优生有着十分重要的意义。孕期固然应该摄取大量的营养素，但这不等于放纵口欲。

特别是一些不健康的零食或添加剂过多的熟食、饮料等，一定要少吃或忌吃。因为这些食品在加工过程中，都加入了一定量的添加剂，如人

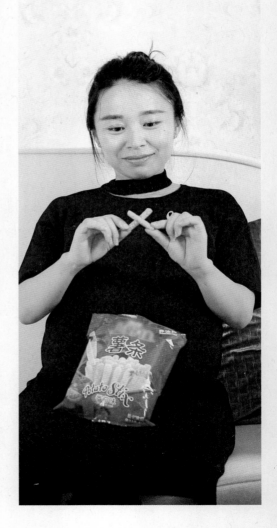

工色素、香精、防腐剂等。

尽管这些添加剂对成人健康影响不大，但孕妈妈食入过多也会对正在发育的胎宝宝造成不良影响。严重的甚至还会导致胎宝宝畸形。在怀孕这个特殊时期，保护自己的同时，也保护了肚子里的胎宝宝，所以，在饮食上一定要小心谨慎。

营养师告诫大家，要多吃身体喜欢的食物，而不是嘴巴喜欢的食物。对于即将为人母的孕妈妈，更要这样做。认真地挑选健康的食材，均衡搭配、合理烹饪，孕育出一个健康、聪明、漂亮的宝贝！

安全饮食才有充足营养

孕妈妈担负着孕育胎宝宝的重任，经过280天，将一个受精卵孕育成体重约3千克的新生儿，在此期间，胎宝宝的生长发育、母体乳腺和子宫等生殖器官的发育，都需要额外的营养。胎宝宝需要的所有营养均通过胎盘转运供给，以保证其生长发育需要。如果孕妈妈营养不良，对胎宝宝和孕妈妈都会产生不利影响。

由于近些年全社会对营养知识的普及，大众对食品的营养价值有了新的认识。所以，怀孕吃什么、怎么吃的问题已经引起了广大孕妈妈的重视。

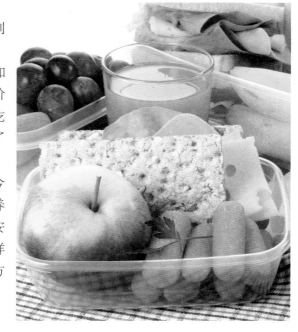

但在食品安全问题突出的今天，孕妈妈除了要懂得一些营养知识之外，更应了解一些食品安全、食材选购方面的知识，这样才能使孕妈妈和胎宝宝在饮食方面受到的伤害减到最低。

妈妈的营养，胎宝宝的健康

孕妈妈在知道自己怀孕后，就应该给未出生的胎宝宝做好营养储备，而首先要做的就是从饮食上合理搭配、全面补充营养。

胎宝宝在妈妈肚子里生长发育所需的营养是通过脐带从母体中获得的，孕妈妈每天通过饮食获得的营养，不仅要保证自身机体代谢和能量消耗，而且要保证胎宝宝的生长发育。因此，孕妈妈饮食营养的好坏，不但会影响自身的健康，也直接影响胎宝宝的健康生长，甚至对胎宝宝的智力发育也至关重要。

胎宝宝的营养完全从孕妈妈的饮食中获取，即使孕妈妈摄入的营养物质不足，胎宝宝也要吸收孕妈妈体内的钙、铁、蛋白质等营养物质。如果不注意孕期的营养，容易造成孕妈妈营养不足甚至发生营养缺乏病。如果母体长期处于营养不良的状态，胎宝宝无法摄取充足的营养，会导致发育迟缓或停止发育，甚至引起流产、早产、死产或胎宝宝畸形等。

在饮食上既要注重安全，又要注意食物营养，以保证孕妈妈和胎宝宝的物质需要。胎宝宝的健康来自于孕妈妈的饮食营养，所以说孕妈妈合理补充营养至关重要。

合理搭配，让营养更均衡

饮食营养是关系孕妈妈健康和胎宝宝正常发育的关键因素。因此，合理搭配孕期的饮食营养，对于优孕、优生都特别重要。孕妈妈营养摄入不足容易引起营养不良，不仅使胎宝宝发育缓慢，而且会使孕妈妈自身患上一些疾病，甚至会在分娩时因体力不足而面临难产的危险。而有些孕妈妈担心自己营养不够，就过多地摄入营养，导致能量过剩，这对胎宝宝和孕妈妈也是不利的。能量过剩使孕妈妈体重超重、行动不便、增加心肺负担，分娩巨大胎宝宝时还会使产程延长，新生儿易出现窒息、颅内出血，甚至引起新生儿缺血缺氧性脑病。

因此，孕期饮食应以营养均衡、合理搭配为第一原则。主食应粗细搭配，每周吃些玉米、甘薯来代替米面。每餐应荤素结合，一般荤素的比例为3:7较为合适，可以多补充富含不饱和脂肪酸的禽肉、鱼肉等。水果也是必不可少的食物，每天的加餐可以吃一些水果或喝果汁。

孕妈妈吃
有机食品的好处

了解有机食品

有机食品与国内其他优质食品的最显著差别是，有机食品的生产和加工，不使用化学农药、化肥、化学防腐剂等合成物质，也不用基因工程生物及其产物；其他食品则允许有限制地使用这些物质。

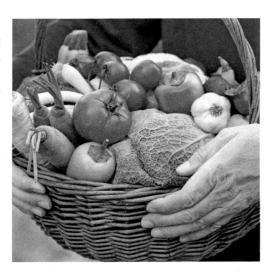

更重要的是，有机食品的原料来自于有机农业生产体系或野生天然产品。因此，有机食品是一类真正来自于自然、富营养、高品质和安全环保的生态食品。孕妈妈食用有机食品，不用担心食品安全方面的风险。

有机食品吃起来更美味

有机食品看起来和普通食品似乎没有区别，但是口感更为浓郁和鲜美。因为有机农业提倡保持产品的天然成分，对于早孕反应强烈、食欲不佳的孕妈妈来说，有机食品更能引起食欲。

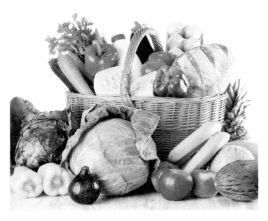

有机食品是一种原生态的食品。植物性有机食品在种植过程中不使用化学合成的农药、化肥、激素等，动

物性有机食品在养殖过程中不使用有化学成分的饲料、激素等。有机食品在加工过程中不使用抗生素、食品添加剂等，所以能最大程度上保持食材原本的味道，而食物的本味才是最美味的。

所以，孕妈妈在孕期吃有机食品是很有必要的，因为有机食品安全、健康、美味，无污染、无添加剂！

有机食品更健康

有机食品含有较多营养成分，而重金属及致癌的硝酸盐含量则极低。选择有机食品可以更好地让孕妈妈和胎宝宝得到全面的营养补充，让孕妈妈吃得更健康，胎宝宝长得更聪明！

孕妈妈常食用有机食品，还可增强免疫力，体质得到提升，从而少生病，拥有健康的体魄。如食用有机蜂蜜就能使孕妈妈减少疾病的发生，因为有机蜂蜜中含有有机硒元素，能清除体内自由基、排除体内毒素、抗氧化，能有效抑制过氧化脂质的产生、防止血凝块、清除胆固醇、增强人体免疫力。

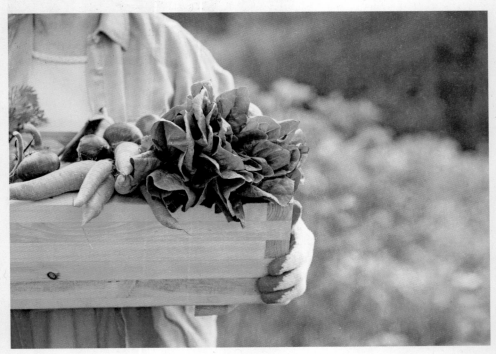

孕妈妈安全饮食，
须正确处理食材

食材要清理干净

清洗水果和蔬菜是清除其表面上的污物、微生物的基本方法，对去除农药残留也有一定的效果，尤其是当直接生吃水果和蔬菜时，更需要洗净。水洗是最常用的方法，一般先冲洗后浸泡，浸泡时间不少于10分钟，然后再用清水冲洗即可。

食材要合理存储

食物合理储存的目的是保持新鲜，避免污染。储放食物，特别要注意远离有毒有害物品。如杀虫剂、消毒剂等，不要接近食物存放场所，防止污染和误食。

冷藏或冷冻食物可以减慢细菌的生长速度，但其仍能生长，所以，并非将食物放入冰箱内便是一劳永逸了，冰箱并不是"保险箱"。

食材要生熟分开

在食物清洗、切配、储藏的整个过程中，生熟都应分开。处理生食物要用专用器具，容器均应生熟分开，避免交叉污染。

在烹饪时要常常洗手，避免被蛋壳、生肉污染。在冰箱存放生熟食品时，应分格摆放。直接可食用的熟肉、即食的凉菜等应严格与生食物分开，并每样独立包装。

食材要完全煮熟

适当温度的烹调可以杀死几乎所有的致病性微生物。因此，在对食物卫生状况没有确切把握的情况下，彻底煮熟食物是保证饮食安全的一个有效手段，尤其对于畜、禽、蛋和水产品等微生物污染风险较高的食品。

孕妈妈不可缺少的
营养素

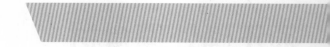

蛋白质

蛋白质是人体的重要营养成分之一，约占人体重的18%。食物蛋白质中的各种必需氨基酸的比例越接近人体蛋白质的组成成分，越易被人体消化吸收，其营养价值就越高。一般来说，动物性蛋白质在各种必需氨基酸组成的相互比例上接近人体蛋白质，属于优质蛋白质。

蛋白质是生命的物质基础，是机体细胞的重要组成部分，是人体组织更新和修补的主要原料。人体的每个组织——大脑、血液、肌肉、骨骼、毛发、皮肤、内脏等的形成都离不开蛋白质。如果缺乏蛋白质，胎宝宝会发育迟缓、体重过轻。

孕早期蛋白质要求每日摄入55克，孕中期每日摄入70克，孕晚期每日摄入85克。蛋、奶、鱼、肉、大豆蛋白质含量丰富，蔬菜、水果中含量很少。

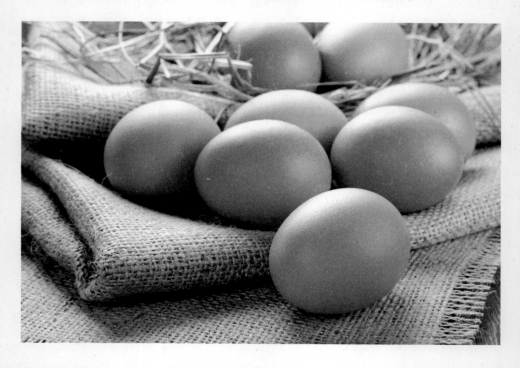

糖类

糖类是人类从食物中汲取的主要能量，也是一切生物体维持生命活动所需能量的主要来源。糖类能提供身体正常运作的大部分能量，起到促进新陈代谢、驱动肢体运动、维持大脑及神经系统正常功能的作用。它不仅是营养物质，而且有些还具有特殊的生理活性。

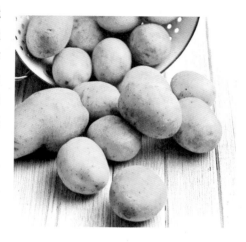

糖类的作用是维持孕妈妈的血糖平衡。作为胎宝宝能量的主要来源，糖类也是胎宝宝新陈代谢的主要营养素，所以孕妈妈在孕期需要保证摄入足够的糖类。

孕早期孕吐严重影响进食时，为预防酮症酸中毒对胎儿的危害，孕早期是每天要至少摄入130克糖类。到孕中晚期时，如果每周体重增加350克，说明糖类摄入量合理，若每周体重增加超过350克，则说明糖类摄入过多，应适当减少摄入量。

粮谷类、薯类中糖类含量丰富，还有蔗糖、糖果、甜食、糕点、甜味水果、含糖饮料、蜂蜜等含糖类较多。

脂肪

脂肪是构成人体组织的重要物质，在大脑活动中起着不可替代的作用，占脑重量的50%～60%。脂肪主要供给人体能量，是人类膳食中不可缺少的营养素。

亚油酸、α-亚麻酸等均属在人体内不能合成的不饱和脂肪酸，只能由食物供给，又称作必需脂肪酸。必需脂肪酸主要含在植物油中，在动物油脂中含量较少。

脂肪具有为人体储存并供给能量、保持体温恒定、缓冲外界压力、保护内脏等作用，并可促进脂溶性维生素的吸收，是身体活动所需能量的最主要来源。

孕妈妈适量摄入脂肪，可以保证自身活动和胎宝宝生长发育所需的能量。每日摄入量需要占供能比的20%～30%。脂肪的主要来源是植物油、油料作物种子及动物性食物，植物来源的脂肪不低于总脂肪量的50%。

膳食纤维

　　膳食纤维是不易被消化的食物营养素，主要来自于植物的细胞壁，包含纤维素、半纤维素、树脂、果胶及木质素等。膳食纤维是人们健康饮食不可缺少的营养素，膳食纤维在保持消化系统健康上扮演着重要的角色。

　　膳食纤维有增加肠蠕动、减少有害物质对肠壁的侵害、促进大便的通畅、减少便秘及其他肠疾病的发生、增强食欲等作用。膳食纤维能补充能量，帮助孕妈妈增加水分的吸收，增加胆汁酸的排泄。

　　孕妈妈在孕晚期很容易发生便秘，而膳食纤维能够治疗便秘，对保证消化系统的健康至关重要。

　　每日摄入量为20～30克。全谷类食物是膳食纤维的主要来源，含量丰富的食物主要有麦麸、全谷、干豆、坚果、蔬菜、水果等。

维生素 A

　　维生素A是最早被发现的维生素，维生素A具有维持人的正常视力、维持上皮组织健康的功能，可帮助皮肤、骨骼、牙齿、毛发健康生长，还能促进生殖功能的良好发展。

　　维生素A是胎宝宝整个发育过程中不可缺少的营养素，尤其能保证胎宝宝的皮肤和视力的健康。妊娠早期母血中维生素A浓度会下降，晚期上升，临产时又降低，产后又重上升，因此适当补维生素A是必要的。

　　孕早期每日摄入量为700微克，孕中期和孕晚期每日摄入量均为770微克。

　　维生素A在动物性食物中含量丰富，最好的来源是各种动物的肝脏、鱼肝油、全奶、蛋黄等。植物性食物只含β-胡萝卜素，最好的来源为蔬菜中的菠菜、胡萝卜、韭菜等，水果中的杏、香蕉、柿子等。

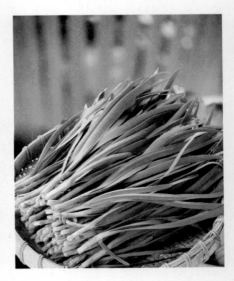

叶酸

　　叶酸是一种水溶性B族维生素，因最初是从菠菜叶子中分离提取出来的，故得名"叶酸"。叶酸广泛存在于绿色蔬菜中，是蛋白质和核酸合成的必需因子，血红蛋白、红细胞快速增生，氨基酸代谢，大脑中长链脂肪酸如DNA的代谢等都少不了它。

　　叶酸是胎宝宝生长发育不可缺少的营养素，补充叶酸可以防止胎宝宝畸形。妊娠第4周胚胎就形成了原始脑泡，这时候是神经器官发育的关键时期，很容易受到致畸因素的影响。若此时叶酸缺乏将导致胎宝宝神经管畸形。

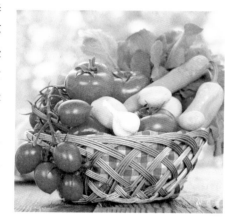

　　孕妈妈适量补充叶酸还可以增强免疫能力，防止贫血和早产。孕妈妈严重缺乏叶酸时不但自己会患上巨幼红细胞性贫血，还可能生下无脑儿、脊柱裂儿、脑积水儿等。

　　在孕前3个月就应该开始补充叶酸了，建议平均每日摄入量为600微克。叶酸广泛存在于各种动、植物食品中；富含叶酸的食物为动物肝、动物肾、鸡蛋、豆类、酵母、绿叶蔬菜、水果及坚果类。

维生素B₁

　　维生素B₁被称为精神性的维生素，因为维生素B₁对神经组织和精神状态有良好的影响。维生素B₁是人体内物质与能量代谢的关键物质，具有调节神经系统生理活动的作用，可以维持食欲和胃肠的正常蠕动并促进消化，还能增强记忆力。

　　孕妈妈缺乏维生素B₁容易引起呕吐、倦怠、气喘、多发性神经炎等症状，还会使肌肉衰弱无力，以致分娩时子宫收缩缓慢、延缓产程。

　　孕早期每日摄入量为1.2毫克，孕中期每日摄入量为1.4毫克，孕晚期每日摄入量为1.5毫克。含量最丰富的是葵花子仁、花生、大豆粉、瘦猪肉；其次是小麦、小米、玉米、大米等食物。

维生素 B₆

维生素B₆是一种水溶性维生素，需要通过食物或营养补品来补充。维生素B₆是制造抗体和红细胞的必要物质，不仅有助于体内蛋白质、脂肪和糖类的代谢，还能帮助转换氨基酸，形成新的红细胞、抗体和神经传递质。

维生素B₆主要参与蛋白质代谢。人体摄取的蛋白质越多，对维生素B₆的需求量就越大。对于那些受孕吐困扰的孕妈妈来说，维生素B₆便是妊娠呕吐的克星。

建议孕期每天摄取量为2.2毫克。维生素B₆广泛存在于动、植物类食物中，豆类、畜肉及动物肝脏、鱼类等食物中含量较丰富；其次为蛋类、水果和蔬菜；乳类、油脂中含量较低。

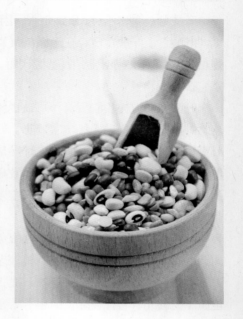

维生素 B₁₂

维生素B₁₂是人体造血原料之一，它是唯一含有金属元素钴的维生素。当维生素B₁₂进入消化道后，在胃内通过蛋白水解酶作用而游离出来，游离的维生素B₁₂与胃底壁细胞所分泌的内因子结合后进入肠管，在钙离子的保护下，在回肠被吸收进入血液循环，运送到肝脏储存或被利用。

维生素B₁₂是消化道疾病患者容易缺乏的维生素，也是红细胞生成不可缺少的重要元素，如果严重缺乏，将导致恶性贫血。

维生素B₁₂作为人体重要的造血原料之一，能预防孕期贫血和维护神经系统健康，还能增强孕妈妈食欲、消除烦躁、集中注意力、提高记忆力和平衡性。

建议每日摄入量为2.9微克。主要食物来源为畜肉类、动物内脏、鱼、禽、贝壳类及蛋类。

维生素 D

维生素D是人体不可缺少的一种重要维生素。维生素D具有抗佝偻病的作用，被称之为"抗佝偻病维生素"。维生素D可增加钙和磷在肠内的吸收，是调节钙和磷正常代谢所必需的物质，对胎宝宝骨骼、牙齿的形成极为重要。维生素D缺乏时，会出现孕妈妈骨骼软化，胎宝宝骨骼钙化及牙齿萌出较迟等。

维生素D的来源与其他营养素略有不同，除了食物来源之外，还可来源于自身的合成制造，孕妈妈可以通过晒太阳获得维生素D。食物来源有鱼肝油、黄油、动物肝脏、蛋类、添加了维生素D的奶制品中补充。

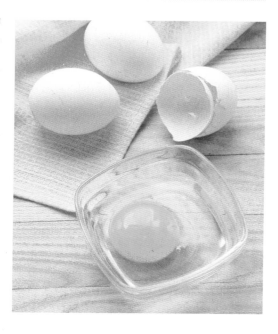

建议每日摄入量为10微克。天然食物来源的维生素D不多，脂肪含量高的海鱼、动物肝脏、蛋黄、奶油和干酪中相对较多。

维生素 E

维生素E在体内可保护其他可被氧化的物质，是一种很强的抗氧化剂，具有改善血液循环、修复组织、保护视力、提高人体免疫力等功效。

胎宝宝发育中的神经系统对维生素E很敏感，当缺乏维生素E又得不到及时的补充治疗，很有可能引发神经方面的症状。孕妈妈在孕期中缺乏维生素E易造成胎宝宝先天贫血。

建议孕妈妈每日摄入14毫克。所有高等植物的叶子和植物其他绿色部分均含有维生素E。维生素E在蛋类、鸡肫、鸭肫、绿叶蔬菜中有一定含量，肉、鱼类动物性食品、水果及其他蔬菜含量很少。

维生素 K

维生素K是促进血液正常凝固及骨骼生长的重要维生素，是形成凝血酶原不可缺的物质，有"止血功臣"的美誉。维生素K具有防止新生婴儿出血疾病、预防内出血及痔疮、减少生理期大量出血、促进血液正常凝固的作用。

新生婴儿极易缺乏维生素K，若维生素K吸收不足，血液中凝血酶原减少，易引起凝血障碍，发生出血症。孕妈妈在孕期缺乏维生素K，则会增加流产率。

建议每日摄入量为80微克。绿色植物维生素K含量丰富，动物肝脏、鱼类维生素K的含量也较高，而水果和谷物含量较少，肉类和乳制品含量中等。

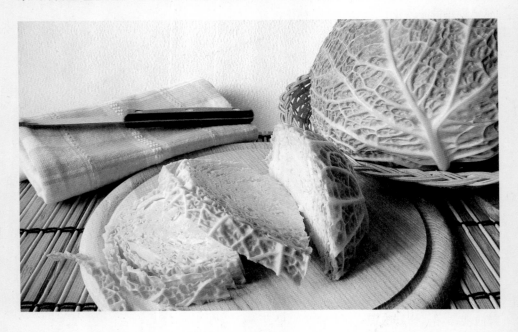

钙

钙是构成人体骨骼和牙齿硬组织的主要元素，还可维持肌肉神经的正常兴奋、调节细胞及毛细血管的通透性、强化神经系统的传导功能。

钙能维护骨骼和牙齿的健康，维持心脏、肾脏功能和血管健康，有效控制孕妈妈在孕期所患炎症和水肿。

如果孕妈妈钙缺乏，会对各种刺激变得敏感，情绪容易激动，易烦躁不安，易患骨质疏松症，而且对胎宝宝有一定的影响：如智力发育不良、新生儿体重过轻等。孕妈妈还应注意，单纯补钙是不够的，应同时补维生素D，因为维生素D可以促进钙质的吸收。

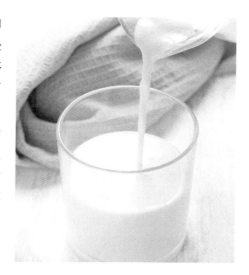

怀孕前、孕早期建议每日摄入量为800毫克，孕中期和孕后期建议每日摄入量为1000毫克。奶和奶制品是钙的最佳食物来源，豆类、坚果类、绿色蔬菜也是钙的较好来源。

铁

铁是制造血红素和肌血球素的主要物质，是组成红细胞的主要材料之一，孕妈妈要注意铁元素的摄入。补铁可以预防备孕妈妈贫血，改善血液循环，让脸色保持红润。适时补铁还可以改善孕妈妈的睡眠质量。

孕妈妈如果因缺铁导致贫血，不但可以导致自身出现心慌气短、头晕、乏力，还可导致胎宝宝宫内缺氧，生长发育迟缓；胎宝宝肝脏内储存的铁量不足，出生后会影响婴儿早期血红蛋白的合成，进而导致婴儿贫血，甚至会导致出生后出现智力

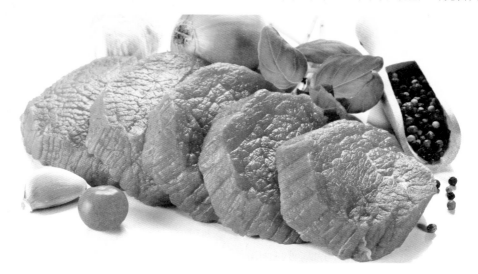

发育障碍。

孕早期摄入量为20毫克，孕中期摄入量为24毫克，孕晚期摄入量为29毫克。动物性食物铁的含量和吸收率均较高，是铁的良好食物来源，如动物肝脏、动物全血、畜禽肉类、鱼类。

镁

镁离子可以让受伤的细胞得以修复，让骨骼和牙齿更坚固并可促进胎宝宝的脑部发育。镁对胎宝宝肌肉的健康至关重要，且有助于骨骼的正常发育。故怀孕前3个月摄取的镁的数量关系到腹中胎宝宝的身高、体重和头围大小。

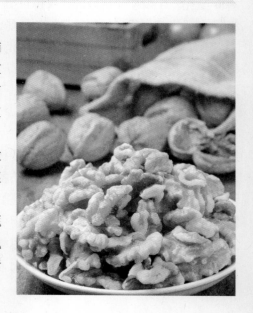

孕妈妈缺镁易出现情绪不安，容易激动，严重时还会发生昏迷、抽搐等症，还容易引发子宫收缩，造成早产。

建议每日摄入量为370毫克。绿叶蔬菜富含镁，全谷类、坚果、豆类镁含量也丰富，肉类、淀粉类食物及牛奶中的镁含量中等，粗制食品镁含量很低。

锌

锌是一些酶的组成要素，参与人体多种酶的活动，参与核酸和蛋白质的合成，能提高人体的免疫功能，对生殖腺功能也有重要的影响。锌为核酸、蛋白质、糖类的合成所必需的物质，有促进生长发育、改善味觉的作用。

而对孕妈妈自身来说，缺锌一方面会降低自身免疫力，另一方面会造成孕妈妈味觉退化、食欲大减、妊娠反应加重。孕妈妈体内锌含量不足，会影响胎宝宝在宫内的生长，会使胎宝宝的脑、心脏等重要器官发育不良。

如果孕妈妈能摄取足量的锌，分娩时就会很顺利，新生儿也会非常健康。

建议孕妈妈每日摄入9.5毫克锌。贝壳类海产品、红色肉类、动物内脏是锌的极好来源，植物性食物含锌较低。

碘

碘具有调节体内代谢和蛋白质、脂肪的合成与分解作用。同时，碘还可以通过合成甲状腺素来调节机体生理代谢，从而促进生长发育，维护中枢神经系统的正常结构。碘缺乏可使甲状腺分泌的甲状腺素减少，降低机体能量代谢，易导致异位性甲状腺肿。

碘是人体甲状腺激素的主要构成成分。甲状腺激素可促进生长发育，影响大脑皮质和交感神经的兴奋程度。孕期母体摄入碘不足，可造成胎宝宝甲状腺激素缺乏，出生后甲状腺功能低下。

孕妈妈缺碘还会引起早产、死胎、胎宝宝甲状腺发育不全，并可影响胎宝宝中枢神经系统发育，引起胎宝宝先天畸形、甲状腺肿大、克汀病、脑功能减退等。

孕妈妈每日摄入量为230微克。

海洋生物含碘量丰富，是碘的良好来源，如海带、紫菜、海鱼、蚶干、蛤干、干贝、淡菜、海参、海蜇、龙虾等；陆地食品含碘量动物性食品高于植物性食品，蛋奶中碘含量相对较高，其次为肉类。

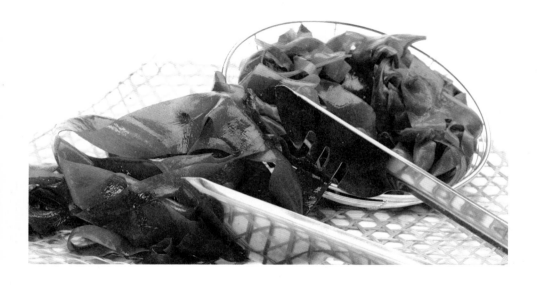

孕妈妈要少吃
这些危险食物

人参

　　在怀孕后期，孕妈妈胃肠功能会减弱，加上子宫压迫，会出现便秘等症状。而且孕妈妈阴血偏虚，阳气相对偏盛，属于阳有余而阴不足，气有余而血不足。而人参是大补元气的药材，孕早期体弱的孕妈妈可少量进补，但人参有"抗凝"作用，备孕期和孕晚期摄入过多会引起内分泌紊乱和功能失调，引发高血压和出血症状，所以孕妈妈要慎食。

桂皮

　　桂皮又称肉桂，有破血动胎之弊。《本草纲目》说："桂性辛散，能通子宫而破血。"桂皮性大热，容易消耗肠水分，使肠胃分泌减少，造成肠干燥、便秘。发生便秘后，孕妈妈用力屏气排便易发生痔疮。

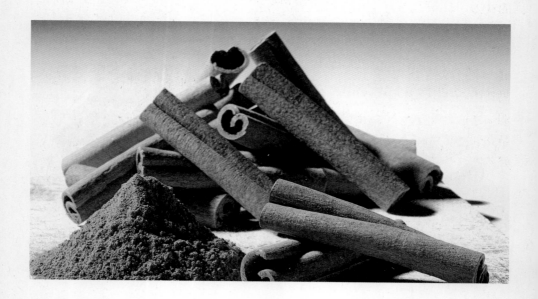

花椒

花椒是日常生活中常用的一种调味料，而且还具有温阳祛寒、杀菌防病、增强免疫力等功效，所以不少女性都喜欢在炒菜的时候多放一点花椒。但中医认为花椒性温，有温中散寒、除湿、止痛、杀虫的作用。孕妈妈如果过多食用容易导致上火，因此孕妈妈应当尽量少吃或者不吃。

薏米

薏米性微寒，味甘淡，有利水消肿、健脾祛湿、舒筋除痹、清热排脓等功效，为常用的利水渗湿药。中医认为，薏米具有利水滑胎作用，孕期女性吃太多的薏米，会造成羊水流出，对胎儿不利。备孕期女性也不宜食用性寒食物，以免引起不适。因此，备孕期和孕期应禁食薏米。

茄子

茄子性凉，味甘，属于寒凉性质的食物。《本草求真》中说："茄味甘气寒，质滑而利，孕妇食之，尤见其害。"身体虚弱、脾胃虚寒的备孕女性和孕妈妈最好不吃茄子。

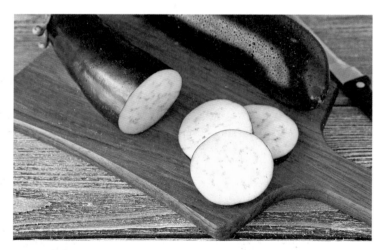

秋后的老茄子含有茄碱，对人体有害。《饮食须知》言："秋后食茄损目。女人能伤子宫无孕。"过多食用会导致不孕，因此孕妈妈以忌食茄子为好。

木耳菜

　　木耳菜因为它的叶子近似圆形，肥厚而黏滑，好像食用木耳的感觉，所以俗称木耳菜。木耳菜的嫩叶经过烹调后清香鲜美、口感嫩滑，深受大家的喜爱。

　　虽然木耳菜营养丰富，但木耳菜性寒，味甘、酸，有滑利凉血的功效，所以处于怀孕早期以及有习惯性流产（即中医所说的滑胎）史的孕妈妈，一定不要食用。

荔枝

　　荔枝含有丰富的营养成分，是有益人体健康的水果。但从中医的角度来说，荔枝是热性水果，备孕期或者孕期过量食用容易产生便秘、口舌生疮等上火症状。

　　荔枝含糖量较高，备孕期女性和孕妈妈大量食用会引起高血糖以及引起糖代谢紊乱。对孕妈妈来说还会导致胎儿巨大，并引发难产、滞产、死产、产后出血及感染等。因此，备孕女性和孕妈妈应慎食荔枝。

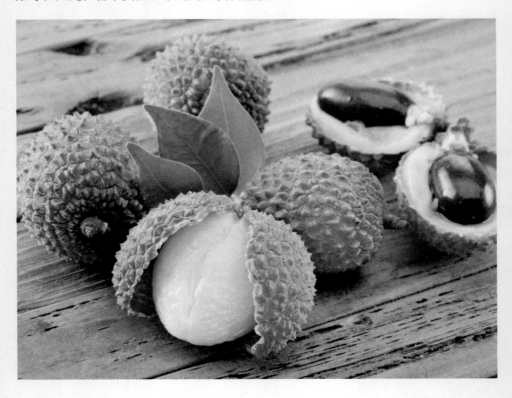

山楂

山楂开胃消食、酸甜可口，由于孕妈妈怀孕后常有恶心、呕吐、食欲不振等早孕反应，所以吃些山楂或山楂制品可增进食欲。

山楂虽然可以开胃，但对孕妈妈很不利。因为山楂有活血通瘀的功效，对子宫有兴奋作用，孕妈妈食用过多可促使子宫收缩，进而增加流产的概率。尤其是有过自然流产史或怀孕后有先兆流产症状的孕妈妈，更不应该吃山楂。

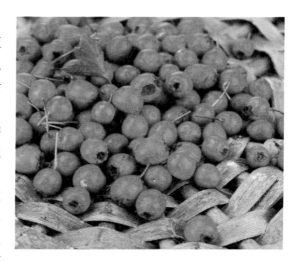

螃蟹

螃蟹肉具有清热散结、通脉滋阴、补肝肾、生精髓、壮筋骨等功效。但是螃蟹性寒凉，有活血祛瘀的功效，备孕期女性和孕妈妈不宜多吃。尤其是早期孕妈妈食用后会造成出血、流产。

而且螃蟹是高蛋白食物，很容易变质腐败，若误吃了死蟹，会发生头晕、腹痛、呕吐甚至造成流产。所以备孕期女性和孕妈妈应禁食螃蟹。

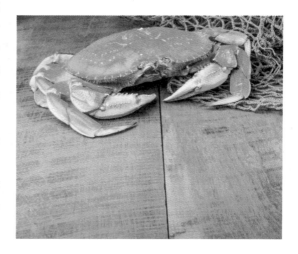

浓茶

孕妇不可以过量饮用茶水，尤其是浓茶，因为茶叶内有咖啡因，喝多了会刺激胎动。

茶叶中亦含有鞣酸，鞣酸可与孕妇食物中的铁元素结合成为一种不能被吸收的复合物，孕妇过多地饮用浓茶可引起妊娠贫血，胎儿也可能出现先天性缺铁性贫血。孕期尽量少喝茶水，喝茶水是可以影响铁元素的吸收，尤其是贫血的孕妇。

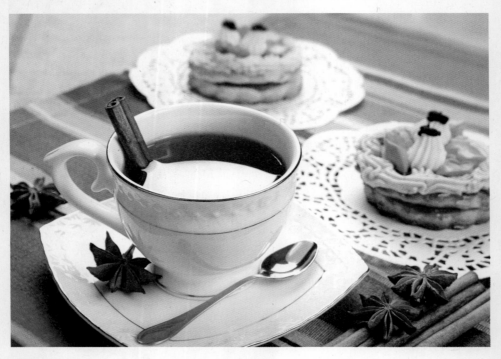

酒

酒精及其毒性分解物质极易引起嗜酒者染色体畸变，从而使孩子畸形，所以孕妈妈一定要戒酒。这里的"酒"意义比较宽泛，并非只指各种酒类，还包括含有酒精的各种饮料，如米酒、甜酒等。

榴莲

　　榴莲所含的热量和糖分都是水果中比较多的一类。但榴莲性温，多吃会导致孕妈妈上火，出现喉咙痛、烦躁、失眠等症状，故不适宜孕妈妈食用。

　　孕妈妈如果经常或者频繁地食用榴莲，还会导致血糖升高，也可能使胎儿体重过重。榴莲食用过多还会阻塞肠管，导致孕妈妈便秘。

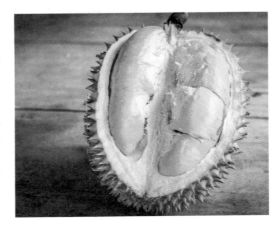

甲鱼

　　甲鱼含有丰富的蛋白质，临床上常用甲鱼对肿瘤病人进行食物治疗，抑制肿瘤的生长。但对孕妈妈来说，甲鱼却是必须禁食的，因为它会对正在子宫内生长的胎儿造成破坏，抑制其生长，易造成流产或对胎儿生长不利。

　　此外，甲鱼是咸寒食物，患慢性肾炎、肝硬化、肝炎的备孕期女性和孕妈妈吃甲鱼，有可能会诱发昏迷。所以备孕女性和孕妈妈应该禁食甲鱼。

咖啡

　　以美式咖啡中的咖啡因来折算的话，200毫克的咖啡因约是500毫升的咖啡。根据英国国民的健康保险体系建议，这个量对于孕妇来说是安全的。如果多于此量的话，过多的咖啡因会增加流产、婴幼儿畸形的危险。

汽水

汽水中含有磷酸盐，进入肠管后能与食物中的铁发生化学反应，形成难以被人体吸收的物质而排出体外，所以大量饮用汽水会大大降低血液中的含铁量。怀孕期间，孕妈妈本身和胎儿对铁的需要量较大，如果孕妈妈过多饮用汽水，势必会导致缺铁，从而影响孕妈妈的健康及胎儿的发育。

此外，充气性汽水含有大量的钠，备孕期女性和孕妈妈饮用这类汽水，会导致或加重水肿。由此可见，备孕期女性和孕妈妈不宜饮用汽水。

冷饮

进食冷饮对孕妈妈的肠胃不利。因为孕妈妈的肠胃对冷热的刺激感觉会很明显，多喝冷饮的话容易使孕妈妈的肠胃血管突然收缩，使胃液分泌减少，消化功能也会随之而降低，从而引起孕妈妈食欲不振、腹泻腹痛等一系列的症状。备孕期女性多喝冷饮也会对肠胃造成伤害。

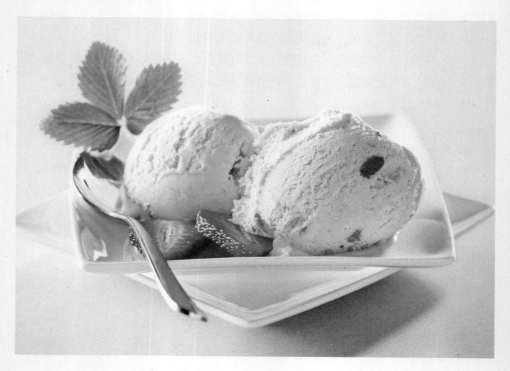

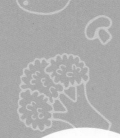

Part

2

孕1月：恭喜
成为孕妈妈

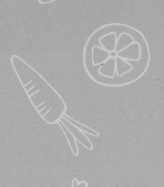

❧ 孕妈妈本月最佳食材

大米

别名	稻米、粳米

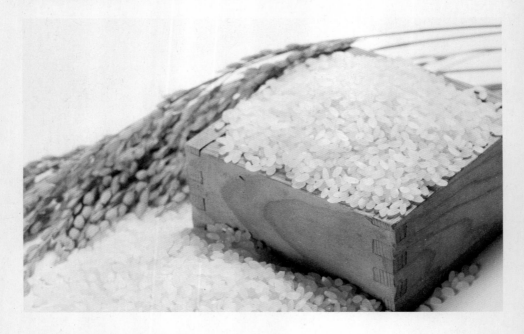

大米的营养与作用

　　孕妈妈不仅是在怀孕期间离不开大米，而且在任何时候都离不开这种主食。

　　大米含有最多的营养素就是糖类，糖类是产能营养素，能为孕妈妈提供能量。虽然糖类提供的能量没有脂类多，但却是最容易被人体吸收的。除此之外，大米还含有B族维生素，可以推动体内代谢，帮助把糖类、脂肪、蛋白质等转化成热量，以供身体的需要。

大米的安全问题

黄曲霉毒素是一种毒性较强的剧毒物质，在谷物类、玉米、花生中污染的情况比较多。黄曲霉毒素在潮湿高温的环境中被感染的概率比较大，所以建议大家超市选购大米时不要选择散称的大米。第一，散称的大米长时间暴露在空气中，很多营养成分被氧化，使得营养价值降低。第二，超市的温度会加大散称大米中黄曲霉毒素污染的概率。

另外一个涉及的食品安全问题就是"香精大米"。香米是一种具有特殊芳香的稻米，价格相对较高一些，所以就引来一些不法商贩用香精将普通的大米熏成香米进行售卖，获取暴利。在进行选购这一类稻米时，我们需要选择大品牌产品。认证标志齐全的才比较安全。

安全选购大米

大米是孕妈妈餐桌上每天都有的食物，所以孕妈妈更要注重选购优质的大米。

一看腹白	大米的腹部会有一个不透明的白斑，这个白斑越小，表示其中的水分越低，成熟度越好。白斑越大，则含水量越高，生长得越不成熟。
二看硬度	大米的硬度越高，说明蛋白质的含量越高。一般情况下，新大米的硬度比陈大米大，水分少的大米比水分高的大米硬，晚熟籼（粳）米比早熟的籼（粳）米硬。
三看爆腰	爆腰是由于大米在干燥的过程中发生急热现象后，大米粒内外的平衡被打破造成的。这种大米煮熟时会发生外熟里生的情况，营养价值也损失了。所以选购的时候不要选择这种大米粒出现一条或更多条纹的大米。
四看新陈	上面也提到新大米的硬度大，还有就是新大米的颜色会比较鲜亮、通透。而陈大米的颜色较黄，比较灰暗。用手抓一把，还会有很多碎屑。
五闻气味	优质的大米会有正常的米香味。陈大米会有一股霉味或其他刺鼻的味道。

牛奶

别名	生牛乳、牛乳

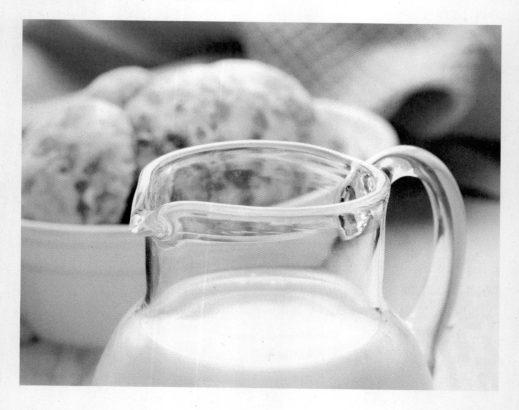

牛奶的营养与作用

　　牛奶这种高营养的食物，对初怀孕的孕妈妈来说，实在是再合适不过了。

　　孕一月的孕妈妈刚刚进入妈妈这个角色中，经常会产生焦虑的情绪，而牛奶中的酪氨酸能促进孕妈妈体内的快乐激素大量分泌，使孕妈妈远离负面情绪。

　　牛奶中还有大量的钙，能预防孕妈妈出现骨质疏松，还能促进胎宝宝的骨骼发育。牛奶中的铁、铜和维生素A有美容作用，可以使孕妈妈皮肤光滑、有弹性。

　　建议孕妈妈在晚上喝牛奶，不仅有镇定催眠、消除孕妈妈紧张情绪的作用，而且晚上喝牛奶能更好地促进孕妈妈对钙的吸收，提高钙的利用率。孕妈妈喝牛奶还要注意一点，如果在早上喝，千万不能空腹喝，一定要吃过早餐之后再喝牛奶。

安全选购牛奶

市面上的牛奶有很多种，孕妈妈究竟该如何挑选自己想要的呢？营养师教你两步快速鉴别牛奶的品质好坏。

一是看营养标签	二是辨别杀菌方式

最简单的辨别牛奶的方法是看配料表。若配料表中只有生牛乳，那恭喜你，你买到的是真正的纯牛奶；若配料表中除了生牛乳，还有饮用水、甜味剂等成分，那说明你买到的是含乳饮料，但核桃奶、早餐奶等配制的牛奶除外。纯牛奶和含乳饮料是不同类型的饮品，营养成分相差悬殊。

生乳中的蛋白质含量可达2.9%，若购买的是含牛奶的乳制品，因其添加了水以及其他食品添加剂，蛋白质含量会相对减少。因此在购买的时候一定要看清楚。

巴氏杀菌奶：消毒温度在60~70℃，时间30分钟，因其消毒温度低，对营养素的损失较少，奶质比较新鲜。但它灭菌不彻底，且保存方式会受限制，要求2~6℃冷藏，保质期第一、四季度4天，第二、三季度3天，外出携带不方便。

超高温灭菌奶：消毒温度为120~130℃瞬时灭菌，消毒彻底。超高温灭菌奶常温密闭可保存45天，外出携带方便。

孕妈妈在购买牛奶时，可根据自身需求来选择，就不会再左右为难了！

橘子

别 名	桔子

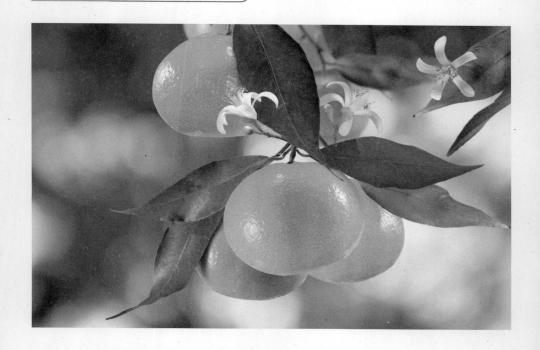

橘子的营养与作用

黄澄澄的橘子营养十分丰富，一个橘子几乎能满足孕妈妈在孕早期一天中所需的维生素C。孕妈妈在怀孕第一个月往往很虚弱，而维生素C能提高孕妈妈的免疫力，帮助孕妈妈增强抵抗力。橘子中还含有丰富的柠檬酸，不仅能帮助孕妈妈消除疲劳，还能预防便秘，促进通便。

但需要注意的是，孕妈妈千万不能吃太多橘子哦！孕妈妈不能因为橘子有好处就过量地吃，一天吃一个就可以了，吃太多橘子会患胡萝卜素血症，会使皮肤呈深黄色，如同黄疸一般。而且，还会出现口舌生疮、咽喉干痛等症状。

橘子的安全问题

有人买橘子回家清洗后发现水变成红色了，不知道是怎么回事。其实这是因为橘子表皮被涂上了染色剂。

在我国，往水果表皮上打食用蜡是合法的，这是为了让水果保鲜、耐存储，能延长销售期，这种食用蜡是安全的、可食用的，而且食用蜡没有颜色，清洗后不会掉色。但是呢，食用蜡的价格较贵，于是一些不法商贩就用工业蜡和色素代替，以降低成本。

染了色素的橘子在用水洗过后，就掉色了，于是就出现了上面所说的情况。常用于橘子表皮的染色剂是"苏丹红"和"橘子红二号"，这两种色素都是明令禁用于食品上的。而且如果给橘子染色的时间较长，染色剂就有可能浸入到果肉中，给食用者带来健康隐患。

孕妈妈在选购橘子的时候一定要注意不要买这种染色橘子，买的时候，可以用手沾一些水擦拭橘子表皮，看手指上是否会有颜色出现。

安全选购橘子

一看大小	橘子宜选择个头中等为宜，如果橘子太大，则皮厚、肉不甜。如果橘子太小，则生长不够好，口感较差。橘子上的叶子越新鲜，说明橘子口感越好。橘子选择颜色比较黄一点的口感较好，颜色越黄说明成熟度越高。
二看外表	好吃的橘子外表都比较光滑，上面的小细胞点比较细密紧致，富有水分。
三捏弹性	用两手指轻轻压橘子外表皮，感觉果肉结实，放手之后会弹回去，则皮薄肉厚水分多，可以选购。

西红柿

别 名	番茄、洋柿子

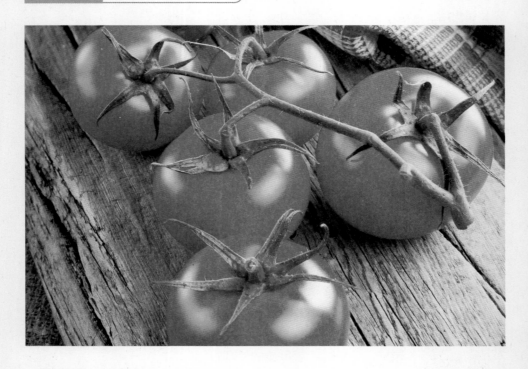

西红柿的营养与作用

西红柿不仅因为不同的吃法引发了归类的争论，它在营养成分上也是兼具有蔬菜和水果的双重作用。西红柿营养丰富，味道可口，对怀孕初期的妈妈们好处多多，建议处于孕1月的孕妈妈多多食用。

西红柿含胡萝卜素、维生素C，有消退色素的功效，能帮助孕妈妈预防和减轻妊娠斑、妊娠纹，还能进一步美白肌肤，让孕妈妈的皮肤变得更加年轻白皙。

不仅如此，西红柿还对胎宝宝很有好处，西红柿中的番茄红素具有很强的抗氧化作用，能清除人体有害的自由基，保护胎宝宝的细胞，促进1个月孕期的胎宝宝细胞能更好地生长。

西红柿的安全问题

我们都知道西红柿是一种营养丰富的果蔬，其中的番茄红素对孕妈妈的身体有很大的好处，但需要注意，孕妈妈食用未熟透的西红柿可能会引发食品安全问题。

青西红柿尚未熟透，其中的番茄红素无法发挥应有的作用，这时的营养作用较差，孕妈妈在大量摄入后，会产生头晕、恶心或者腹泻等中毒症状，这会对刚刚怀孕的孕妈妈们的身体产生不好的影响。

成熟的西红柿在购买的时候底部也会有一些青色，大家对这样的西红柿不必过多担忧，这是正常的现象，只要西红柿已经成熟就没有问题了。孕妈妈还需要注意一点，买回去的西红柿在吃之前要在水龙头下不间断地用流水冲洗几分钟，这是为了去除西红柿表皮上的农药残留。

安全选购西红柿

大家平时买西红柿的时候都很少认真挑选吧？是不是觉得只要外表干净就可以安心地买回家呢？这样的做法是不对的。我们购买西红柿的时候可以从以下几点来做，继而选出品质良好的西红柿，这样食用起来也会更放心。

一看颜色	颜色越红的西红柿表示成熟度越好，吃起来的口感越好。
二巧鉴别	外形上，人工催熟的西红柿外形不圆润，多有棱边；看内容，掰开西红柿后，人工催熟的西红柿少汁，无籽或呈青绿色，口感青涩，自然成熟的西红柿多汁，果肉呈红色，籽呈土黄色，口感较好；尝口感，人工催熟的西红柿果肉发硬，口感生涩，而自然成熟的西红柿酸甜适中，口感较好。
三试手感	有棱或者果实布满斑点的尽量不要选择，用手轻捏西红柿，皮薄有弹性，果实结实的说明西红柿新鲜度和成熟度都较好。
四看底部	观察西红柿底部的圆圈（果蒂），如果圆圈较小，这类的西红柿水分高，果肉紧实饱满。

猪 肉

| 别 名 | 豕肉、彘肉 |

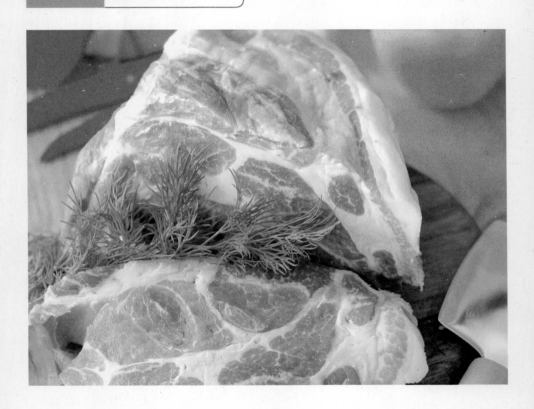

猪肉的营养与作用

　　孕妈妈在怀孕的第一个月需要补充适量的蛋白质，以保证胎宝宝的生长。猪肉中刚好富含蛋白质，而且猪肉中还有脂肪，可以为孕妈妈本身的活动和胎宝宝的发育提供能量。

　　不仅如此，猪肉中还含有铁，孕妈妈吃猪肉，可以增加体内铁的含量，防止出现缺铁性贫血。钙、锌、磷等微量元素可以避免孕妈妈患上相应的缺乏症，还可以保证胎宝宝正常发育。

猪肉的安全问题

　　猪的很多疾病都会传染给人类，比如钩虫病、口蹄疫等；猪病死后，有害病毒和细菌并没有死去，食用或接触死猪肉都有可能会染上这些疾病，给身体健康带来威胁。

安全选购猪肉

　　虽然猪肉在售卖前会有一道检疫流程，但是检疫过程松懈、制售猪肉的技术升级等还是会给市场上的猪肉带来许多问题，这也导致孕妈妈餐桌上的猪肉仍面临安全问题。那孕妈妈该如何选购安全无危害的猪肉呢？可以从下面几点来入手。

一看颜色	看肉的色泽，新鲜猪肉肉质紧密，富有弹性，皮薄。膘肥嫩、色雪白，且有光泽；瘦肉部分呈淡红色、有光泽；不新鲜的肉无光泽，肉色暗红，切面呈绿、灰色；而死猪肉一般放血不彻底，外观呈暗红色，肌肉间毛细血管中有紫色瘀血；还有一种是米猪肉，它的特点是瘦肉中有呈椭圆形、乳白色、半透明水泡，大小不等，从外表看，像是肉中夹着米粒。
二闻气味	用鼻子嗅闻肉的气味。新鲜肉的气味较纯正，无腥臭味；而不好的肉闻起来有难闻的气味，严重腐败的肉有臭味，切记不宜购买、食用。
三触摸	正常猪肉摸起来有点粘手，但病死猪肉一般摸起来会有水，而且有松弛感。
四看淋巴	如果淋巴呈现外翻、水肿、充血等不正常特征，证明猪肉有问题。

鳕鱼

别名	大头青、大口鱼、大头鱼、明太鱼

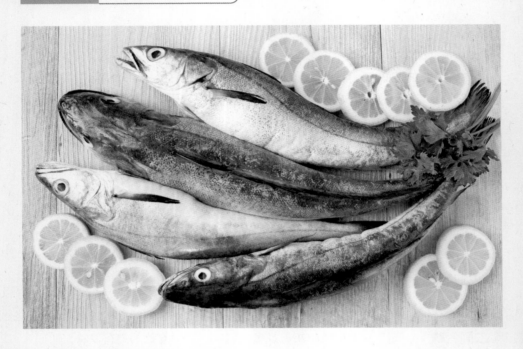

鳕鱼的营养与作用

　　鳕鱼被称为餐桌上的"营养师"，这是因为食用鳕鱼的好处实在太多了。鳕鱼肉中蛋白质占16.8%，而且都是优质蛋白质，孕妈妈恰恰需要在怀孕早期补充大量蛋白质。

　　鳕鱼的肝脏含油量高，富含普通鱼油所有的DHA、EPA，还含有人体所必需的维生素A、维生素D、维生素E和其他多种维生素，而鳕鱼肝油中这些营养成分的比例，正是人体每日所需要量的最佳比例。这也就是说，孕妈妈每日吃适量的鳕鱼，就可以补充身体所需的各种营养素啦！

　　最好的食用方法是将鳕鱼清蒸，清蒸后的鳕鱼口感细腻、美味无比，更能使营养得到最大化吸收。

鳕鱼的安全问题

真鳕鱼的高营养价值，其富含的不饱和脂肪酸对于儿童智力和视力的发育、成人降低血脂等方面都有很多益处，但是一定要仔细鉴别。

市面上有一种很像鳕鱼的鱼，这种鱼的学名叫作"异鳞蛇鲭"，又称为"油鱼"或"水鳕鱼"。这种鱼的脂肪含量可以高达20%，并且是以蜡质的形式存在的，不能为人体消化吸收，就如我们不能消化膳食纤维一样。因此吃这种鳕鱼，就会造成严重的腹泻，所以一定要辨别好真鳕鱼。

真正的鳕鱼肉质紧密、鱼油含量高，水分较少，且不易碎；鱼皮韧性大、呈灰黑色，鱼鳞小而圆、排列整齐而紧密。而水鳕鱼鱼肉油度小，含水量大，呈半透明状，用油煎很容易出水，鱼肉也容易碎；鱼皮呈网状，颜色很浅，鱼鳞大而且容易松散。

安全选购鳕鱼

鳕鱼口感细腻，富含 ω～3 不饱和脂肪酸，那么如何挑选真正的鳕鱼呢？

一看价格	一般正宗的鳕鱼价格大约是100多元每斤，如果出现低价格的鳕鱼就得留意一下，很可能不是真正的鳕鱼。
二问产地	我们在选购鳕鱼的时候一定要看是哪里生产的。一般银鳕鱼、扁鳕鱼等多产于加拿大、俄罗斯等国，肉质比较紧密，是料理店常用的鳕鱼材料。而中国的银鳕鱼多见于黄海和东海北部，主要渔场在黄海北部、海洋岛南部、山东高角东南偏东区域。
三看鱼肉	真鳕鱼的肉颜色相对来说比较洁白；假鳕鱼颜色呈黄色。
四看鱼鳞	真鳕鱼的鱼鳞比较锋利，就像针刺一样；假鳕鱼则无此特点。
五用手摸	当鱼肉解冻之后，真鳕鱼摸上去就会很柔滑；假鳕鱼则相对粗糙一点。
六看鱼干	真正的鳕鱼口感细腻，中间是没有淡黄或者淡红的线条；如果发现有这样的线条，多半是假的。

孕妈妈本月最佳膳食

干贝青豆炒肉丁

原料 瘦肉200克，青豆100克，干贝5个，盐、生抽、料酒、食用油、淀粉各适量，葱花、姜末各适量。

做法

①将瘦肉切成丁，加盐、生抽、料酒和淀粉抓匀腌渍一会儿；青豆洗净，过水；干贝洗净，泡发。

②锅内放油，烧至六成热时加瘦肉丁滑熟，盛出。

③放油，加葱、姜爆香，加青豆、干贝大火翻炒，加盐调味；最后加入炒好的肉丁翻匀即可。

迷你西红柿盅

原料 西红柿1个，豌豆、玉米粒各50克，胡萝卜25克，盐、食用油、黑胡椒粉各适量。

做法

①西红柿洗净，切掉顶部，用勺子将其内部挖空；胡萝卜切成粒。

②将热油锅中放入豌豆、玉米粒、胡萝卜粒，加盐和黑胡椒粉炒匀，制成馅料。

③馅料填入空心西红柿内，西红柿放入烤箱烤熟即可。

糖醋排骨

原料 排骨350克，青椒20克，鸡蛋1个，蒜末、葱白各少许，盐、面粉、白醋、白糖、番茄酱、水淀粉、食用油各适量。

做法

①青椒洗净，切块；排骨斩成段；鸡蛋打入碗中；排骨加盐、蛋液拌匀，加面粉裹匀，装盘；热油锅中放排骨炸熟，捞出。

②锅底留油，倒入蒜末、葱白、青椒块炒香，加水、白醋、白糖、番茄酱、盐，炒匀，加水淀粉勾芡，倒入排骨炒匀即可。

西红柿炖牛肉

原料 牛肉、西红柿各150克，葱花、姜末各适量，盐、酱油、料酒、食用油各适量。

做法

①牛肉先切片，再切条，最后切小块；西红柿对半切开，再切小块，装碗备用。

②锅内倒入食用油，油热后放入牛肉块略炒片刻，放入酱油；待牛肉块炒至变色，放入葱花、姜末、盐、料酒拌炒，再加适量清水；煮开后放入西红柿块，炖烂出锅即可。

清蒸银鳕鱼

原料 银鳕鱼150克，姜丝、葱丝、红椒丝各适量，盐、料酒、蒸鱼豉油（或生抽）、食用油各适量。

做法

①将银鳕鱼解冻洗净后用葱、姜、盐、料酒腌渍。

②将腌渍好的银鳕鱼放入蒸锅中蒸熟，放上葱丝和红椒丝，沿盘边倒入蒸鱼豉油，没有的话就用生抽。

③倒入少许烧热的食用油浇在葱丝上即可食用。

西红柿蛋花汤

原料 西红柿120克，蛋液50克，葱花少许，盐适量。

做法

①将洗净的西红柿切成小块，装入碗中，备用。

②锅中注入备好的水烧开，放入西红柿块，用勺搅拌均匀；大火煮约1分钟至食材熟透，加少许盐，拌匀调味。

③倒入打散拌匀的蛋液，边倒边用勺搅拌；小火略煮片刻，至蛋花成形。

④关火后盛出煮好的汤料，装入碗中，撒上葱花即可。

橘肉圆子

原料 橘子瓣100克，糯米粉100克，白糖150克，糖桂花2匙。

做法

①橘子瓣剥去膜衣，去籽。

②在糯米粉中加适量温水，揉透搓长条，切块，再搓成圆子，水沸后下入糯米圆子煮熟。

③另起锅，水沸后加入白糖和煮熟的圆子，加入糖桂花和橘子瓣同煮，盛出即可。

南瓜大米粥

原料 南瓜200克，大米30克。

做法

①大米洗净，加5倍水，大火烧开后，转小火熬半个小时。

②南瓜去籽、去皮，切成小丁，放入大米粥中熬煮10分钟，使南瓜丁变软。

③再稍煮片刻，装碗即可。

孕妈妈本月
要警惕的疾病

孕期感冒

症状及原因

　　孕妈妈在怀孕之后，自身的免疫力会比没有怀孕前低，抗病的能力也会随之相应降低，身体容易疲劳。在抵抗力低下的情况下，更容易感冒，感冒是常见病、多发病。而且感冒之后各种症状也可能会比怀孕前感冒时加重，持续时间会变长。

　　孕早期感冒对胎宝宝的影响相对较大。因为此期间是胎宝宝各个器官发育形成的关键时期，流感病毒或感冒药物都有可能会给这个时期的胎宝宝造成影响，如胎宝宝先天性心脏病以及兔唇、脑积水、无脑和小头畸形等，严重者可能会被建议终止妊娠。

调理方法

　　（1）如果孕妈妈是轻度感冒，症状不是特别重，可以采取非药物疗法，如穴位按摩、理疗、洗热水澡等，都有助于身体康复，也比较安全。孕期感冒可能会伴有怕冷、发热以及咳嗽等症状，此时孕妈妈可以适量地多喝温开水，有助于减轻和缓解低热症状。通常一个星期内即可自行痊愈。

　　（2）如果症状严

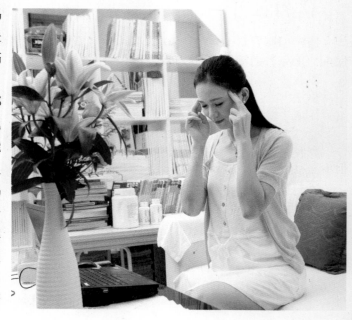

重，则要在医生的指导下合理用药。可以适量补充身体所需的维生素C，孕妈妈摄入足够的维生素C以后有助于促进免疫蛋白的合成，提高机体功能酶的活性，从而提高中性粒细胞数量，增强免疫力，减少感冒病毒。只要弄清楚感冒的病因和对胎宝宝的影响及时处理防治，就不必过分担忧。

尿频

症状及原因

尿频是指白天解尿次数超过7次，晚上解尿次数超过2次以上，且解尿的间隔在2个小时以内。尿频是孕期正常的生理症状，孕妈妈在怀孕初期容易有尿频的症状发生。

虽然孕期尿频很正常，但孕妈妈们可别因此而忽略了病理性尿频。病理性尿频是由一些泌尿系统疾病引起，表现为孕期小便次数增多，而且伴有尿急、尿痛等现象，对于这类尿频现象，孕妈妈一定要提高警惕，很有可能是因为膀胱发炎或感染细菌，此时一定要赶紧就医。

频尿是孕妈妈们最容易产生的症状与困扰。怀孕的前3个月，孕妈妈们特别容易尿频，这主要是因为位于骨盆腔中央的子宫慢慢变大但又未升入腹腔，在骨盆腔中占据了大部分空间，压迫到了膀胱，将膀胱向上推移，刺激膀胱，使孕妈妈产生尿意，进而发生尿频。到了孕期的第4个月，由于子宫出了骨盆腔进入腹腔中，因此症状就会慢慢地减缓。

调理方法

（1）适量补充水分：孕妈妈要缓解孕期尿频现象，就要平时适量补充水分，但不要过量或大量喝水。

（2）不要憋尿：孕妈妈若有尿意，一定要及时上厕所，尽量不要憋尿，以免造成膀胱发炎或细菌感染。

（3）少吃利尿食物：在晚上少吃利尿性的食物，像西瓜、蛤蜊、茯苓、冬瓜、玉米须等，孕妈妈应避免多吃。

（4）采取侧卧位休息：孕妈妈休息时要注意采取侧卧位，避免仰卧位。侧卧可减轻子宫对于输尿管的压迫，预防输尿管积存尿液而感染。

孕妈妈本月
健康指导

均衡膳食，全面营养

本月，孕妈妈还无须"大补特补"，只需注意营养的全面，保证饮食结构合理，均衡地摄入主食、各类的蔬菜、水果、鱼、肉、禽、蛋、奶、豆制品，以及坚果类食品，并合理地搭配食物的种类、荤素、干稀、颜色等。

生活起居要有规律

孕妈妈在怀孕后体内发生激素变化，身体状态与平常大不相同。主要表现为疲劳、嗜睡，即使进行轻微活动也会感到疲惫不堪。这时孕妈妈千万不能因为身体状态欠佳，便终日躺在床上，或者拖延家务。

应该从孕早期开始，就保持有规律的生活起居。这不仅有利于健康，而且还可以适度地调整情绪。孕早期，睡眠时间可以比平常延长2个小时，早睡早起，或者进行适当的午睡。但午睡时间不宜过长，否则夜间无法入睡，易引起失眠症。

须谨慎用药

如果不是有备而来，许多孕妈妈至少要到怀孕后4~5周才会发觉已经受孕，而早孕的症状，恰恰跟普通的感冒症状相似。许多孕妈妈误以为自己生病了而乱服药物的话，会给胎宝宝带来很大伤害。就算是真的生病了，在用药方面，也要慎之又慎。但也不要强忍，最好是咨询医生，在医生的指导下用药。

应避免手提重物

孕妈妈在搬重物时，可能会造成下腹部用力、子宫肌肉收缩，如果不小心碰撞到腹部，还可能导致出血或胎盘早剥。因此怀孕期间如果有搬家、搬重物等粗重工作，千万不要自己做，而是应该找家人或朋友、同事代劳，以免发生意外。

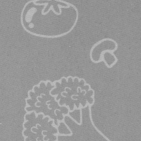

Part

3

孕 2 月：清淡饮
食应对早孕反应

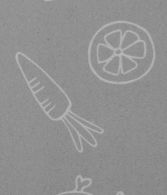

🍃 孕妈妈本月最佳食材

玉米

别名	苞米、珍珠米、包谷

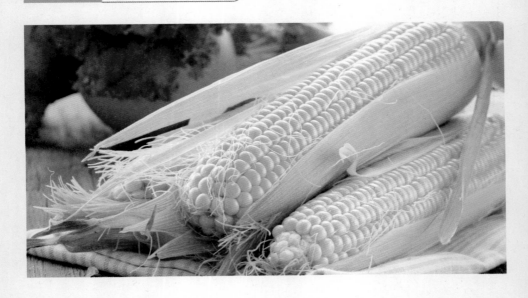

玉米的营养与作用

　　孕妈妈吃玉米有很多益处，玉米有开胃益智、宁心活血、调理中气等功效，还能降低血脂、延缓衰老，预防脑功能退化、增强记忆力、预防便秘。另外，孕妈妈吃玉米有利于弥补由于经常食用米饭、精制面粉等所造成的营养缺失。

　　玉米富含天冬氨酸、谷氨酸等氨基酸，有很强的健脑效果，对胎宝宝的大脑发育和智力提高十分有利。玉米富含的镁对胎宝宝肌肉的健康发育至关重要。

　　孕妈妈如果吃整根玉米，则适合吃糯玉米或甜玉米，不仅软糯还口味甘甜。整根食用时应注意把接近玉米轴部的白色谷胚吃干净，因为玉米胚芽中的不饱和脂肪酸的含量达85%，并含有丰富的维生素E，有助于胎宝宝的大脑发育。

对孕妈妈来说，将玉米作为加餐或主菜食用是不错的选择，但是不能长期单一地以玉米为主食，因为玉米蛋白质中缺乏色氨酸，容易造成营养缺乏而致烟酸缺乏症。玉米最好使用蒸或煮的烹饪方式，且烹调时最好保留一层外皮，这样味道更香甜且营养流失少。

玉米的安全问题

有时我们在外面购买煮好的玉米时，会发现商贩们煮出来的玉米特别甜，也特别有玉米香味。这时就需要警惕不良商贩们为了让颜色和口感更好，会在煮玉米的过程中加入甜蜜素或者是玉米香精。

添加过玉米香精煮出来的玉米，颜色会更加鲜亮，玉米粒更饱满，闻上去味道也更浓，剥一粒玉米粒尝一下会有明显的甜味。甜蜜素、玉米香精都属于食品添加剂，没有任何营养价值，食用过多会对我们的身体产生伤害。

孕妈妈在选购煮好的玉米时，一定要看看外观颜色、闻闻味道是不是有异样、再看看煮玉米的水是不是比较淡、不浑浊，如果是的话，就不要购买这种煮熟的玉米。

安全选购玉米

孕妈妈如何挑选好吃多汁的玉米是一个问题，今天就教大家如何选购新鲜多汁的玉米。

一看玉米叶	叶子颜色呈现鲜绿色，不蔫巴，说明玉米比较新鲜。
二看玉米粒	新鲜玉米粒的状态饱满多汁，要指甲轻轻掐一下，就可出汁水。如果是老玉米、放置很久的玉米，则掐不出汁水，中间是空的，而且干瘪。
三看玉米须	玉米须外部得稍微有点黑并且干干的，撕开一点外壳叶，发现里面的玉米须是黄白色，则是新鲜的；如果玉米须呈现蔫巴的状态，则不新鲜。

板栗

别名	毛栗、瑰栗、凤栗、栗子

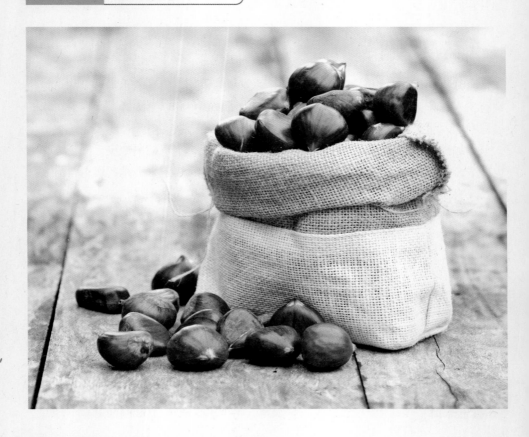

板栗的营养与作用

　　板栗中除了含有丰富的蛋白质、糖类外，还含有钙、磷、铁、钾等矿物质及维生素C、维生素B$_1$、维生素B$_2$，这些营养素能促进胎宝宝的生长发育，预防胎宝宝发育不良。

　　板栗被称为"干果之王"，就是因为它含有丰富的营养以及大量的对孕妈妈身体有益的矿物质元素。孕妈妈常吃板栗不仅可以健身壮骨，有利于骨盆的发育成熟，还有消除疲劳的作用。

　　板栗有营养也好吃，但却有一个问题，那就是过多食用容易引起腹胀。建议孕妈妈每次不可过多进食，因为生吃过多，会难以消化，而熟食过多，会阻滞肠胃。而且糖尿病孕妈妈忌食；脾胃虚弱、消化不良的孕妈妈不宜多食。

安全选购板栗

　　喜欢吃板栗的孕妈妈可以从这几个方面去选购品质好的板栗。

一看外壳	外壳鲜红，带褐、紫、赭等色，颗粒有光泽的，品质一般较好；若外壳变色、无光泽或带黑影，则表明果实已被虫蛀或受热变质。
二用手捏	可以用手捏栗子，如颗粒坚实，一般果肉丰满；如颗粒空壳，则表明果肉已干瘪或闷热后肉已酥软。
三听声音	将一把栗子放入手里摇，有撞壳声，表明果肉已干硬，可能是隔年栗子冒充新鲜栗子。

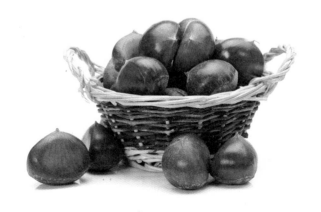

竹笋

别 名	笋、闽笋

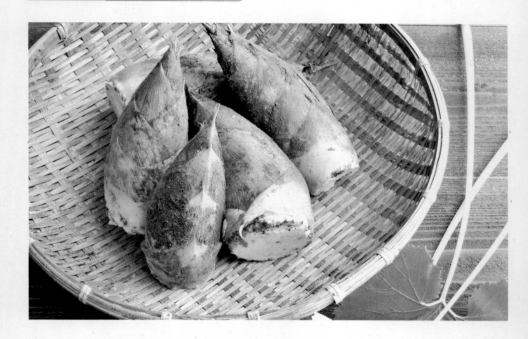

竹笋的营养与作用

　　孕妈妈在怀孕的第二个月常常由于孕吐会导致食欲不佳，而竹笋具有开胃健脾、增强食欲的作用，对这一状况有很好的缓解作用。怀孕之后，很多孕妈妈由于子宫增大压迫直肠，导致出现便秘、消化不良的情况，这个时候适当地吃一些竹笋，笋中的纤维能够有效促进消化。

　　在竹笋帮助排出体内废弃物的同时，还能够有效治疗由于怀孕造成的水肿现象。孕妈妈在分娩之后吃竹笋也具有好处，能够有效治疗产后虚热的情况。

　　虽然对于孕妈妈而言，竹笋有着许多好处，但也千万不能吃多了。因为竹笋中含有比较多的草酸，多吃之后会影响体内钙质的吸收，从而影响胎宝宝的骨骼发育，所以孕妈妈一定要注意吃竹笋的量。

竹笋的安全问题

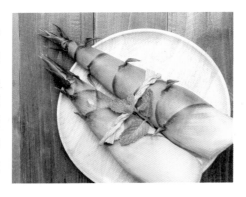

孕妈妈在购买竹笋的时候，一定要仔细挑选，以防买到二氧化硫泡过的有毒的竹笋。在菜市场购买竹笋时，往往会看见许多竹笋泡在液体里，从外表看起来特别亮白鲜嫩，就如同刚刚从土里拔出来的新鲜竹笋剥去外皮一样。这时候孕妈妈就要格外小心了，这很可能是用二氧化硫泡过的竹笋。

而且现在的不法商贩"技能"越来越高了，通常会把泡过二氧化硫的竹笋再在清水里浸泡，去除异味，不让顾客产生怀疑。

二氧化硫是作为漂白剂使用的，而不属于食品添加剂。二氧化硫溶于水后可生成亚硫酸，孕妈妈过量食用了二氧化硫残留超标的竹笋会产生恶心、呕吐等胃肠症状，还容易引起咳嗽、咽喉肿痛及消化系统疾病等，对胎宝宝的肝脏、肾脏等器官都有潜在危害。

安全选购竹笋

一看形状	选择个头比较短且粗壮的，笋形呈牛角形有弯度则肉多。
二看笋壳	壳要完整并且紧贴笋肉，颜色以棕黄色为佳，绿色为次。笋壳要带点硬度，太软则表明出土时间太长不够新鲜。
三看根部	根部边上的颜色，白色为上品，黄色次之，绿色为劣。笋肉越白越好吃。根部的"痣"，颜色鲜红笋肉鲜嫩，"痣"是暗红或深紫的笋较老。
四看截面	用指甲轻扣笋的截面，可以轻易扣出小坑的笋，肉质比较鲜嫩。

菠菜

别名	赤根菜、鹦鹉菜、波斯菜

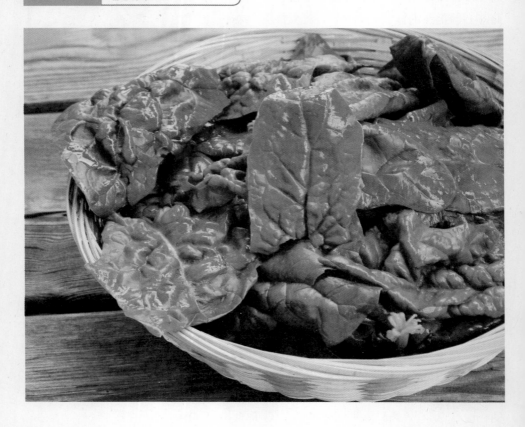

菠菜的营养与作用

孕妈妈食用菠菜能促进生长发育，增强抗病能力。菠菜中所含的胡萝卜素，在人体内转化成维生素A，具有维护正常视力和上皮细胞的健康，增加预防传染病的能力，可促进胎宝宝生长发育。

孕妈妈吃菠菜可以保障营养，增进健康，菠菜中富含铁，铁是人体造血原料之一，对孕期缺铁性贫血有较好的辅助治疗作用。

菠菜中还含有很多蔬菜水果中缺乏的维生素K，孕妈妈食用菠菜能促进人体新陈代谢，延缓衰老，菠菜中的含氟～生齐酚、6～羟甲基蝶陡二酮及微量元素物质，能促进人体新陈代谢，增进身体健康。

菠菜是一种非常适宜孕妈妈食用的蔬菜，孕妈妈在孕2月吃菠菜还能促进身体对叶酸的吸收。但是在烹饪菠菜时需注意，为了不影响钙的吸收，孕妈妈在吃菠菜之前必须先在热水里焯烫一下，减少草酸的含量，然后再炒、拌、做汤等，这样菠菜的营养才能被孕妈妈有效吸收。

安全选购菠菜

孕妈妈究竟该如何挑选品质优良的菠菜呢？营养师带你安全选购菠菜，从以下几点入手。

一看叶片	选择叶片充分伸展、肥厚、颜色深绿且有光泽的；如果叶片变黄、变黑或者叶片上有黄斑的菠菜最好不要选择。
二看茎部	如果菠菜的茎部有多处的弯折或者叶片开裂，说明放置时间过长，不宜选择。
三根部	新鲜的菠菜根部呈现紫红色；若颜色变深，根部干枯，说明放置时间过长，不宜选购。

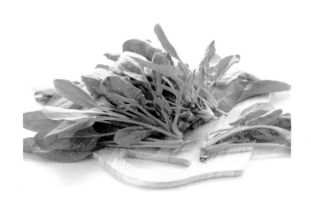

紫菜

| 别名 | 紫英、索菜、子菜、膜菜、紫瑛 |

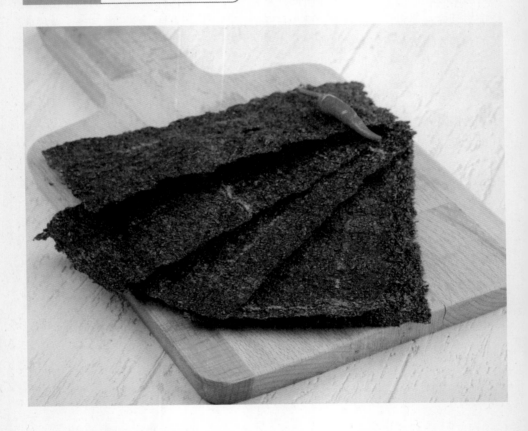

紫菜的营养与作用

　　紫菜含有人体所需的12种维生素，有活跃脑神经、预防记忆力减退的作用，还可以改善孕妈妈的忧郁情绪。紫菜富含的胆碱和钙、碘、铁和锌等矿物质元素，可以促进胎宝宝的全面健康发育。

　　孕妈妈在怀孕的第二个月可能会出现水肿现象，紫菜含有一定量的甘露醇，可作为治疗水肿的辅助食品。紫菜所含的多糖具有明显增强细胞免疫和体液免疫功能，可促进淋巴细胞转化，提高孕妈妈的免疫力。孕妈妈食用紫菜还可预防缺铁性贫血。

　　孕妈妈食用紫菜，可以用来做汤和多种料理。比如与鸡蛋搭配，可补充维生素B_{12}和钙质；与白萝卜搭配，可清肺热、治咳嗽。身体虚弱的孕妈妈，食用时最好加些肉类来增强营养，可以做紫菜瘦肉汤来喝。

安全选购紫菜

　　如何给孕妈妈选购紫菜，营养师告诉你可以从以下四步来入手。

一闻味道	如果紫菜有海藻的芳香味，说明紫菜质量比较好，没有污染和变质；如果有腥臭味、霉味等异味，则说明紫菜已经变得不新鲜了。
二看颜色	如果紫菜薄而均匀，有光泽，呈紫褐色或紫红色，则说明紫菜质量良好；如果紫菜厚薄不均，光泽度差，呈红色并夹杂有绿色，则说明紫菜质量较差。
三用手摸	以干燥、无沙砾为良质紫菜。如果有潮湿感，说明紫菜已经返潮；如果摸到沙砾，说明紫菜含杂质太多。这两种情况都说明紫菜质量较差。
四看泡发	优质紫菜泡发后几乎见不到杂质，叶子比较整齐；劣质紫菜则不但杂质多，而且叶子也不整齐。而看上去为黑紫色的干紫菜，如果经泡发后变为绿色，则说明质量很差，甚至是用其他海藻人工上色冒充的。而变色的紫菜不宜食用。但如果所购买的紫菜包装注明是烤制紫菜，其色泽会是绿色的，因为紫菜烤制时藻红素会丢失。烤制紫菜虽然宜于较长时间存放，但在加工过程中营养损失较大，因而也不宜食用。

牛肉

别名	黄牛肉

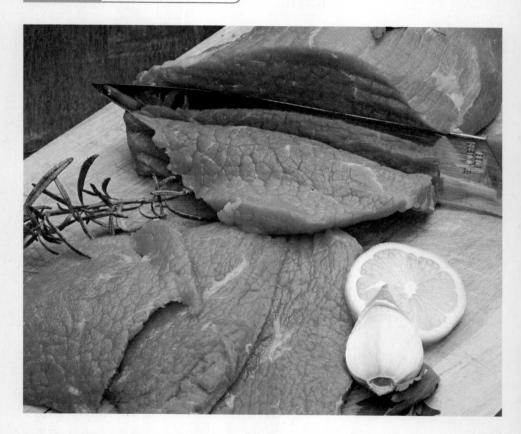

牛肉的营养与作用

　　孕妈妈一个星期应该吃3~4次牛肉，每次60~100克。牛肉是红肉，富含铁，可以预防孕妈妈缺铁性贫血，还含有碘、锌、硒等微量元素，能促进胎宝宝生长发育。牛肉含有丰富的蛋白质，能提高孕妈妈的抗病能力，并能增强免疫力。

　　牛肉对孕妈妈而言，虽然很好，不过孕妈妈也不能每天都吃，吃太多容易造成营养过剩。

安全选购牛肉

孕妈妈如何挑选优质牛肉，营养师告诉你。看完下面这张表，你就知道如何挑选牛肉啦！

肉质	观色泽	闻气味	摸黏度	测弹性
新鲜肉	呈均匀的红色，有光泽，脂肪洁白或呈乳黄色	有鲜牛肉的特有正常气味	表面微干或有风干膜，触摸时不黏手	指压后的凹陷能恢复且时间很快
次鲜肉	色泽稍暗，切面尚有光泽，但脂肪无光泽	稍微有氨味或者酸味	表面干燥或黏手，新的切面湿润	指压后的凹陷恢复比较慢，且不能完全恢复
变质肉	色泽呈暗红，无光泽，脂肪发暗甚至呈绿色	有腐臭味	表面极度干燥或发黏，新切面也黏手	指压后的凹陷不能恢复且留有明显的痕迹

除了要认真挑选品质优良的牛肉外，孕妈妈还需注意牛肉的储存方法。

牛肉如果在两天内吃完，可用保鲜膜封好放在冰箱冷藏室保存。如果肉量较多，最好将牛肉切成小块状，放入冷冻室保存，每次食用时取出一小块解冻即可。

一般来说，冷冻的牛肉口感比冷藏的牛肉质量稍差。也可以将牛肉制成酱牛肉，因为其中含有盐分，放在冰箱的冷藏室中可以保存一周左右。

🍃 孕妈妈本月最佳膳食

虾仁菠菜沙拉

原料　菠菜150克，鲜虾仁100克，洋葱50克，食盐、醋、橄榄油各适量。

做法

①菠菜去掉根部，用清水洗净后沥干备用；洋葱切条。

②菠菜放入烧沸的醋水中焯烫1分钟，然后捞出备用。

③虾仁放入烧沸的盐水中焯烫1分钟，然后用清水冲洗后沥干，剖成两半。

④菠菜、虾仁、洋葱条盛入盘中，淋上橄榄油搅拌均匀即可。

玉米沙拉

原料　玉米（罐头装）80克，红色彩椒30克，西芹50克，洋葱20克，橄榄油5克，盐、白醋各适量。

做法

①玉米罐头倒入漏勺沥干；彩椒去籽后切成丁。

②西芹去掉叶子，切成丁；洋葱切成同样大小的丁。

③将备好的食材与少许橄榄油、盐、白醋放入碗中，拌匀即可。

小炒菠菜

原料　菠菜150克，盐、食用油各适量。

做法

①将菠菜洗净去根，焯烫捞出。

②热锅注油，倒入菠菜，大火翻炒均匀；加盐调味，盛出即可。

甜椒牛肉丝

原料　甜椒120克，牛肉200克，姜片、蒜末、葱白各少许，盐、鸡粉、生抽、料酒、水淀粉、食用油各适量。

做法

①牛肉切薄片，再切丝；甜椒切丝；牛肉丝装碗，加盐、鸡粉、生抽拌匀，倒入水淀粉、食用油，腌渍入味。

②用油起锅，倒入姜片、蒜末、葱白、牛肉丝，大火爆香，倒入甜椒丝，淋入料酒、盐、鸡粉、生抽，翻炒；倒入水淀粉勾芡即可。

牛肉炒菠菜

原料 牛肉150克，菠菜85克，葱段、蒜末各少许，盐、鸡粉、料酒、生抽、水淀粉、食用油各适量。

做法

①菠菜切长段；牛肉切薄片，装碗，加入盐、鸡粉，淋上料酒，放入生抽、水淀粉、食用油拌匀，腌渍。

②用油起锅，放入牛肉炒至其转色；撒上葱段、蒜末，炒香，倒入菠菜段，炒至其变软；加入盐、鸡粉，炒匀，盛出即可。

蚝油牛肉

原料 牛肉100克，青椒30克，红圆椒20克，生姜少许，蚝油、白糖、盐、生抽、玉米淀粉、橄榄油各适量。

做法

①牛肉洗净，切成片，用白糖、盐、生抽、玉米淀粉和橄榄油拌匀，腌一下；青椒去籽洗净，切成圈，姜切成片。

②锅里放入橄榄油，下姜片和青椒小火煸炒一下，盛出。

③热锅后，倒入橄榄油，放牛肉片快速滑炒，一变色就加蚝油炒匀；加入青椒大火炒匀即可。

紫菜鱼丸汤

原料 紫菜5克，鱼丸150克，番茄少量，盐、食用油适量。

做法

①将紫菜倒入煎锅，用几滴油稍微焙香之后，剪成小块。

②取汤锅加入清水和鱼丸，大火煮开后，改中火再煮10分钟，至鱼丸涨发起来。

③加入紫菜块拌匀，重新煮开后，加入番茄、食用油、盐进行调味，然后关火即可出锅。

玉米胡萝卜排骨汤

原料 排骨120克，玉米棒30克，胡萝卜20克，姜、盐各少许。

做法

①将胡萝卜削皮，洗净切小块；玉米棒洗净切小块；姜洗净拍松。

②将排骨洗净后剁成块，用开水汆烫。

③在砂锅内加适量水和排骨块、胡萝卜块、玉米块、姜，煮开后改小火煲2小时。

④加盐调味即可。

孕妈妈本月
要警惕的疾病

孕吐

症状及原因

孕期呕吐是指孕妈妈在孕早期经常会出现择食、食欲不振、呕吐的情况，一般于停经40天左右开始，孕12周以后反应消退，持续时间不是很长，对孕妈妈和胎宝宝的影响也不会很大，因此不需要特殊处理。

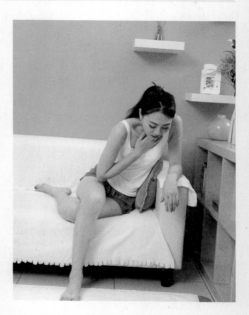

大多数孕妈妈的孕期呕吐一般比较轻微，而少数孕妈妈会出现频繁呕吐，导致体重下降、脱水、酸碱平衡失调，以及水、电解质代谢紊乱，严重者危及生命。如果孕吐反应特别严重，就需要到医院就诊了。

产生孕吐有三个原因：一是怀孕后女性体内激素会急剧增加，体内激素的增加刺激了大脑，所以通过孕吐来缓和。二是孕吐是一种保护行为。让可能伤害到胎宝宝的各种病菌或有害物质通过呕吐的方式排出，以确保这些东西不会进到体内，以避免给胎宝宝带来潜在的危险。三是孕吐是胎宝宝向妈妈传递自己存在的信息，进而提醒妈妈要保护好自己。

此外，如果孕妈妈怀的是双胞胎，孕吐现象则会更严重。一些容易晕车、晕船和有偏头痛的孕妈妈，其孕吐现象也比一般孕妈妈严重。

调理方法

（1）补充钾质：钾可以抑制孕吐，孕妈妈如果出现呕吐症状，可以多吃富含钾的食物，如香蕉、菠菜、海带、黄豆、葡萄等。

（2）调理饮食：烹饪方式以清炖、清蒸、水煮、水煎、爆炒为主，不要采用红烧、油炸、油煎等味道厚重的烹饪方法。多吃富含蛋白质的食物，如谷类食品、花生、瓜子、核桃、松子、扁豆等。

（3）补充水分：孕妈妈因为呕吐所以需要适量多喝水，喝水时可加入苹果汁和蜂蜜汁，有助于保护胃，也可以喝牛奶、豆浆，既补充水分又补充营养。

（4）充分休息：孕妈妈要保证足够的休息，以缓和紧张或焦虑的情绪。

先兆流产

症状及原因

先兆流产是指妊娠28周前，由于某种原因而发生妊娠终止的现象。如果发生在12周以内称为早期流产；如果发生在12周以后称为晚期流产。

先兆流产首先出现的症状往往是阴道出血，一般出血量少，常为暗红色，或为血性白带，但历时有时可达4～5天甚至一周以上。在流血出现后数小时至数周，孕妈妈出现阵发性下腹痛或腰痛。如症状加重，可能发展为流产。

染色体异常是先兆流产的主要原因。除此之外，孕妈妈在全身感染时，高热可诱发子宫收缩引起流产；某些已知病原体感染如弓形虫、单纯疱疹、支原体、巨细胞病毒等都与流产有关；孕妈妈有心力衰竭、严重贫血、高血压、慢性肾炎及严重营养不良等缺血缺氧性疾病时，亦可导致流产。而当孕妈妈腹部受到挤压和撞击时，也会导致流产。导致流产的另一个原因是环境中的不良因素，如甲醛、苯、铅等有害化学物质。

调理方法

（1）合理安排饮食：出现先兆流产症状的孕妈妈可以选择富含各种维生素以及矿物质的食物，比如各种蔬菜、水果、豆类等。而螃蟹、山楂、甲鱼等要慎食。

（2）卧床休息：孕妈妈在出现先兆流产症状后，应当多注意卧床休息，最少要保证每日睡眠8小时，不能太劳累，否则会伤害到胎宝宝。

（3）调整心情：很多孕妈妈在出现先兆流产的症状后，会产生焦虑、恐惧、紧张等不良情绪，这对病情十分不利。孕妈妈要调整心态、保持心情舒畅，良好的心态有利于安胎。

孕妈妈本月
健康指导

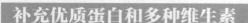

补充优质蛋白和多种维生素

本月孕妈妈要补充优质蛋白质和多种维生素，以满足自身营养需求和胎宝宝的生理需要，多吃牛肉、海鱼、虾肉等，每天补充1～2个鸡蛋及500毫升牛奶或酸奶，还有各种新鲜蔬菜水果。

不偏食、不挑食

孕2月是胎宝宝脑部及各器官形成的关键时期，若孕妈妈摄取的营养不足，易导致胎宝宝发育不良，甚至发生流产、死胎和胎宝宝畸形，这就要求孕妈妈不能挑食、偏食，要全面补充营养。

选择穿纯棉衣服

孕妈妈可以选择纯棉织物作为贴身内衣，纯棉衣织物的吸湿性和保温性都比较强，很适合孕妈妈。孕妈妈不论把纯棉织作为贴身的内衣，还是作为外衣穿，都会感到舒适，到了炎热的夏天，其吸汗功能的独特性更能保持身体的干爽。此外，蚕丝衣服的保温性较好，且又轻又软，也是孕妈妈不错的选择。

减少接触强噪声环境

噪声对胎儿危害极大，是诱发胎儿畸形的危险因素之一。高分贝噪声能损坏胎儿的听觉器官，长时间地在较大的噪声中生活可以造成胎儿的先天性耳聋。

同时，噪声还能使孕妈妈内分泌腺体的功能紊乱，从而使脑垂体分泌的催产激素过剩，引起子宫强烈收缩，导致流产、早产。但短时期的噪声接触还会造成明显伤害，只要平时注意尽量减少接触强噪声环境就可以了。

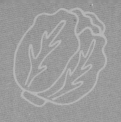

Part

4

孕3月：安胎
保胎是重点

孕妈妈本月最佳食材

蓝莓

别名	蓝梅、笃斯、笃柿、嘟嗜、都柿

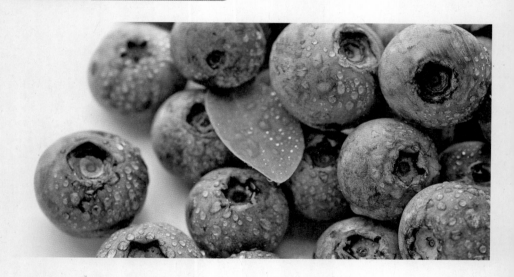

蓝莓的营养与作用

蓝莓是一种营养价值非常高的水果。果肉富含花青素，花青素有很强的抗氧化性，可抗自由基、延缓衰老，对于抑制血小板聚集，预防大脑病变、动脉粥样硬化等病症具有一定的功效。

而且，蓝莓中含有丰富的膳食纤维、维生素及钙、铁、磷、钾、锌等微量矿物元素，这些营养元素在蓝莓中的存在比例明显比其他水果高。孕妈妈在本月食用蓝莓可以大量补充营养素。

蓝莓营养酸甜可口，而且价值很高，孕妈妈在本月食用蓝莓可以补充营养、促进食欲，还能提高免疫力、美容抗衰老。孕妈妈吃蓝莓可以直接食用，也可以榨成汁，还可以放在水果沙拉里拌着吃。

蓝莓的安全问题

蓝莓的价格在水果中相对而言较为昂贵，一些不法商贩为了牟利，不但以次充好，还制作了许多蓝莓。

目前市面上的蓝莓，有的是用玫瑰香葡萄蘸上蜂蜜制成的，有的是用野山枣或樱桃染上色冒充的。这些蓝莓不仅口感和营养与真蓝莓有很大差异，而且这些不良商贩常会使用不符合食品安全要求的染色剂，孕妈妈如果误食了这种"染色蓝莓"则很可能会损害身体健康。

蓝莓果的顶部通常是光秃秃的。用纸擦一下果皮，如果纸上留有颜色，说明是野山枣或樱桃染色冒充的。好的蓝莓没有果核，如果发现蓝莓有很大的果核，那一定是冒充的，孕妈妈千万不能购买这种蓝莓。

安全选购蓝莓

孕妈妈该如何挑选蓝莓呢？营养师教你从以下几方面来入手。

一看蓝莓表面的白霜	新鲜蓝莓表面的白霜很明显。不新鲜的蓝莓外层几乎没有白霜，而且蓝莓越新鲜白霜越厚实。
二看蓝莓的颜色	深紫色的蓝莓比较好，说明已经成熟。颜色发红，说明尚未成熟，如果颜色呈现黑色，说明是冒充的。
三看蓝莓的大小	一般来说野生的蓝莓偏小一点，栽培蓝莓偏大一点，市场上的蓝莓几乎都是栽培的。好的蓝莓圆润、大小较为均匀。
四看蓝莓的表皮	蓝莓放置久了会皮皱凹陷，像是腐烂的小坑；表皮粗糙的说明发育不好，不宜选购。新鲜蓝莓表皮光滑而富有光泽。
五看蓝莓的包装日期	盒装蓝莓都会有生产日期，所以选购日期较近的蓝莓口感更佳，建议孕妈妈在选购蓝莓时注意日期。

莲藕

别名	水芙蓉、莲根、藕丝菜

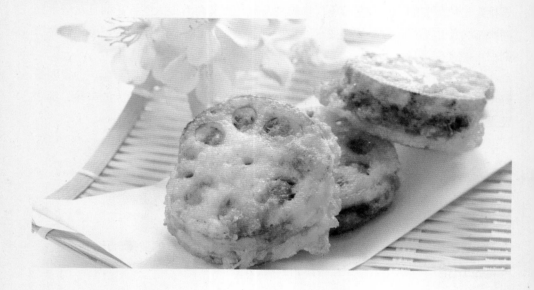

莲藕的营养与作用

　　孕妈妈食用莲藕，能够为自身及胎宝宝提供营养，提高孕妈妈免疫力，进而胎宝宝才能更好地发育。莲藕富含铁、钙等营养元素，植物蛋白质、维生素以及淀粉含量也很丰富，有明显的补益气血、增强人体免疫力作用。

　　孕早期孕妈妈若是食欲不振、没有胃口，可以食用莲藕，生吃鲜藕或者将新鲜莲藕榨成汁，效果和口感更好。莲藕有独特清香，还含有鞣质，有一定健脾止泻的作用，开胃健中。孕妈妈食用藕粉，能增进食欲、促进消化，保证孕妈妈自身能量的摄取以及营养的吸收。

　　莲藕中含有黏液蛋白和膳食纤维，能与人体内胆酸盐、食物中的胆固醇及三酰甘油结合，使其从粪便中排出，从而减少脂类的吸收。孕妈妈食用莲藕可有效预防孕期便秘。

　　莲藕汤是一道对孕妈妈来说十分有效的营养大补汤。尤其是用莲藕搭配的一些膳食，如莲子红豆莲藕粥能为孕妈妈补充铁质；莲藕排骨汤含有丰富的维生素B₁及少量的钙、铁、磷，可为孕妈妈能量代谢提供保障，对孕妈妈还有安神、净血祛瘀、清热解毒的功效。

莲藕的安全问题

莲藕营养丰富，是很多家庭常备的蔬菜之一，现在生活条件好了，在追求营养价值的同时也会追求蔬菜的"颜值"，在购买莲藕时是否要过于追求"颜值"呢？市面上白白胖胖的莲藕是不是你应该购买的对象呢？

普通新鲜的莲藕表面呈淡黄色，断口处有一股特别的清香，而"漂白藕"则会表面洁白、干净，售价也要高，但是这种经过工业试剂（大多使用柠檬酸）泡过的莲藕，在清洗的过程中会变色，有一股难闻的气味，而且容易腐烂。在食用时口感较差，而且对孕妈妈的消化道会产生刺激作用。

安全选购莲藕

一看颜色	新鲜莲藕外皮呈微黄色；如果表面呈黑褐色说明新鲜度下降。
二闻味道	新鲜莲藕本身有一股淡淡泥土味道；如果闻到有臭味或酸味，说明莲藕品质较差或经过处理，建议不要购买。
三看颜值	购买莲藕时要注意有无明显外伤，如果表面覆盖泥土，洗净后看是否完好，看孔内是否有泥土。
四看气孔	切开一小段莲藕，看莲藕中间的通气孔大小，尽量选择气孔较大一些的，这样的莲藕水分较多，品质和口感都比较好。
五看藕节	在选择莲藕时，尽量选择较粗而节短的，藕节间距较大一些，这样的莲藕成熟度较好，口感更好一些。

芦笋

别名	石刁柏、南荻笋、荻笋、露笋

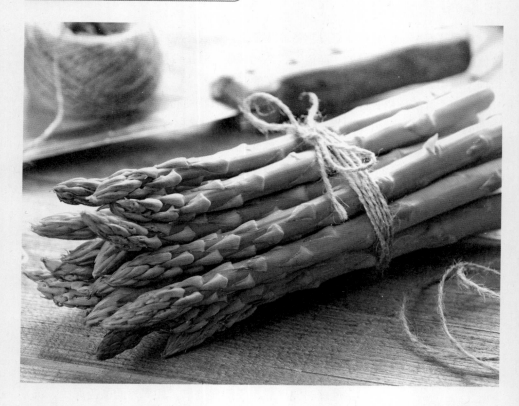

芦笋的营养与作用

芦笋含有丰富的叶酸，是孕妈妈补充叶酸的重要来源，孕妈妈在孕中期仍然要多补充叶酸。芦笋中还含有膳食纤维，能起到润肠通便的作用，可以帮助孕妈妈防治孕期便秘。不过，因为芦笋含有少量嘌呤，患有痛风的孕妈妈不宜多食。

其实芦笋中的叶酸很容易被破坏，所以如果用来补充叶酸，应避免高温烹煮。最佳的食用方法是用微波炉小功率热熟或者简单焯烫食用。

芦笋虽好，但不宜生吃，也不宜存放1周以上才吃，而且应低温避光保存。

安全选购芦笋

一看粗细	新鲜成熟的芦笋底部直径大约在1厘米左右。
二看长短	过长的芦笋生长周期比较长，成熟度老；过短的芦笋生长周期比较短，又太嫩；长度在20厘米左右的芦笋鲜嫩程度比较好一些，口感相对较好。
三看弹性	用手轻掐芦笋的根部，如果容易将表皮掐破且有水分，说明芦笋的新鲜程度较好。
四看花头	应选择芦笋上方的花苞没有张开的，若花苞已经张开说明生长周期相对较长，鲜嫩程度相对差一些。

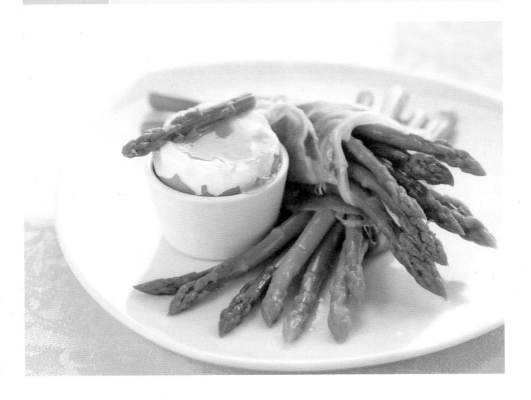

豇豆

别名	豆角、江豆、腰豆、裙带豆

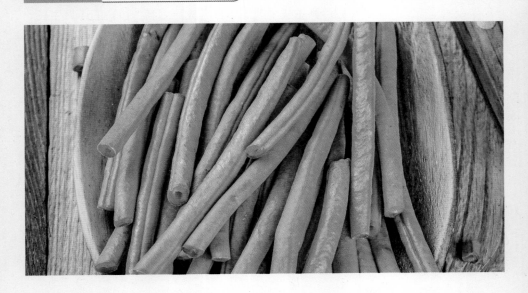

豇豆的营养与作用

　　怀孕期间孕妈妈是可以食用豇豆的。豇豆提供了易于消化吸收的优质蛋白质、适量的糖类及多种维生素、微量元素等，孕妈妈吃豇豆，能补充优质蛋白，促进身体对优质蛋白的消化吸收，提高身体免疫力，增强抵抗力。豇豆含有的蛋白质是植物蛋白，属于优质蛋白，对孕妈妈很有好处。

　　豇豆含有丰富的铁质，孕妈妈吃豇豆可以补充铁质，保护皮肤，避免皮肤干燥。还有丰富的钾元素，孕妈妈补充钾元素，可以保护骨骼和牙床的健康，维持体内的酸碱平衡。

　　豇豆含有丰富的磷脂，可以增强孕妈妈脑部功能，提高记忆力，健脑益智，也可以促进胎宝宝脑部的健康发育。豇豆含有丰富的纤维素，孕妈妈吃豇豆可以补充纤维素，滋润肠胃，促进消化以及排毒、排便，减轻怀孕常有的便秘症状。

　　豇豆营养非常丰富，而且多吃豆类食物对胎宝宝也非常好，能促进胎宝宝的免疫功能的提高。不过孕妈妈要注意，豇豆本身带有一定的毒素，在吃的时候一定要保证豇豆是熟透了的。而且几乎多种豆类都有这种不熟含毒的情况，包括扁豆、四季豆、刀豆等，孕妈妈在使用其他几种豆类蔬菜时也要警惕这种情况。

豇豆的安全问题

有关于"毒豇豆"的事情沸沸扬扬，掀起了人们的一时恐慌，我们应该如何面对豇豆的食品安全问题呢？

（1）选购时应去正规的商超和市场。

（2）在清洗的时候可以先浸泡，然后再用流动的清水揉搓冲洗。

（3）烹调时要熟透，充分加热；凉拌时，应用沸水焯熟后方可食用。

（4）大家要正确对待农药残留问题，符合国家规定的品种和计量在使用时不会对我们的身体造成极大损害。

安全选购豇豆

一看外表	在选择时应挑选表皮无划伤、无破损、无斑点的。
二看颜色	成熟度刚好的豇豆呈深绿色，时间放置越久，颜色会变浅发黄，所以在选购的时候应挑选颜色翠绿的；其次在采摘的尾部如果发黄，说明采摘时间和放置时间过长，新鲜度下降。
三看长短	在挑选时尽量选择长短粗细均匀的；过短或者过粗的豇豆说明比较老。
四看豆子	看豇豆上有豆子的地方，如果豆子越大说明越老；豆子比较小说明新鲜度较好，且水分较充足。
五听声音	掰断嫩的豇豆声音清脆，易折断；老一些的豇豆声音相对低沉，不易折断，具有韧性。

豆腐

别名	水豆腐、老豆腐

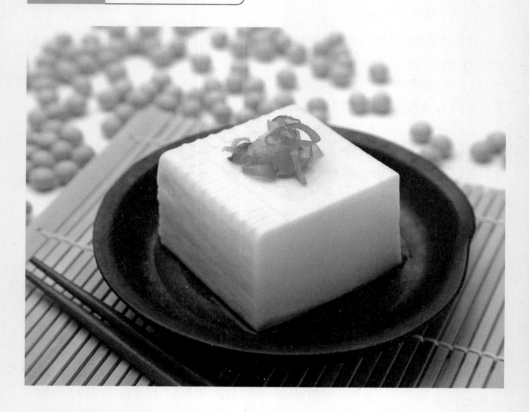

豆腐的营养与作用

　　孕妈妈适当地吃点豆腐，对补充营养非常有好处，豆腐含丰富的蛋白质，也含钙等营养物质。豆腐中高含量的氨基酸组成的蛋白质让它成为谷物很好的补充食品。而且豆腐很容易被消化，豆腐的消化吸收率高达95%，味道和口感也很好。

　　孕妈妈吃豆腐不宜过量，过多地摄入植物性蛋白质会使体内生成的含氮废物增多，加重肾脏的负担，不利于健康。孕妈妈一次食用豆腐过多不仅阻碍身体对铁的吸收，而且容易引起蛋白质消化不良，出现腹胀、腹泻等不适症状。

豆腐的吃法多种多样，我不建议孕妈妈吃油炸豆腐和臭豆腐，吃鲜嫩的豆腐就可以。也不建议孕妈妈吃冷冻过的豆腐，这些豆腐远没有新鲜的豆腐有营养。

豆腐的安全问题

常见的豆腐有三种：南豆腐、北豆腐和内酯豆腐。

南豆腐是用石膏做的豆腐：石膏主要成分是硫酸钙，所含水分比北豆腐高。

北豆腐是卤水点的豆腐：卤水主要成分是氯化钙和氯化镁。

内酯豆腐是用葡萄糖内酯点的豆腐：更鲜嫩，适合做汤。

相比较而言，北豆腐的营养价值高一点，是优先选择豆腐，其次是南豆腐。

关于豆腐的食品安全问题，需要注意的是豆腐的造假。假豆腐是一些不良商贩使用淀粉、合成的蛋白、漂白剂以及一些食品添加剂制成的，这种豆腐营养价值低，味道口感方面都很差，大家可以利用下面的挑选方法来鉴别出真正的优质豆腐。

安全选购豆腐

一看色泽	优质豆腐所呈现出来的颜色是均匀的乳白色或淡黄色，是豆子磨浆的色泽。而劣质的豆腐颜色呈深灰色，没有光泽。
二摸弹性	优质的豆腐富有弹性，结构均匀，质地嫩滑，形状完整。劣质的豆腐比较粗糙，摸上去没有弹性，而且不滑溜，反而发黏。
三闻味道	正常优质的豆腐会有豆制品特有的香味。而劣质的豆腐豆腥味比较重，并且还有其他的异味。
四尝口感	优质豆腐掰一点品尝，味道细腻清香。而劣质的豆腐口感粗糙，味道比较淡，还会有苦涩味。

鲈鱼

| 别名 | 花鲈、寨花、鲈板 |

鲈鱼的营养与作用

鲈鱼很适合孕期妇女食用呢！在怀孕的第三个月吃鲈鱼，可以防治胎动不安和先兆流产。产妇吃鲈鱼还能催乳。其所含的维生素A也正是孕妈妈在孕3月急需补充的营养素之一，所含钙、锌等微量元素帮助胎宝宝成长。

鲈鱼肉质白嫩、清香，孕妈妈在做鲈鱼的时候可以清蒸或炖汤，不仅味道鲜美，而且可以保持其营养价值。

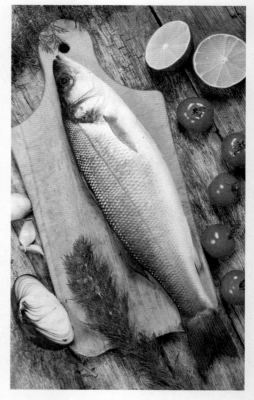

鲈鱼的安全问题

市面上售卖的鲈鱼经常会出现安全性问题，鱼体内含有违禁物孔雀石绿。孔雀石绿是有毒的化学物，既是染料，又是杀菌和杀寄生虫的化学制剂。孔雀石绿对鱼类的水霉病、鳃霉病、小瓜虫病等有特效，一些养殖户会将其投放在水中以预防鱼生病；而在运输和销售中，为了不让鱼鳞受损延长其生命，也会用到孔雀石绿。

其实在2002年，我国农业部就已经将孔雀石绿列入《食品动物禁用的兽药及化合物清单》，禁止将其用在食用动物中。因为孔雀石绿在进入人体后，会有致癌和致畸的毒性反应，尤其对于孕妈妈而言，不仅自身危害极大，还会使胎宝宝先天畸形。但孔雀石绿可以用在观赏鱼身上，所以市面上并没有禁止其销售，这就让一些养殖户或商家有机可乘了。

孕妈妈在购买鲈鱼的时候，一定要学会鉴别是否添加了孔雀石绿，可以从以下三个方面来辨别。

一看鱼身：由于孔雀石绿具有高残留的特性，使用过孔雀石绿的鱼体表面颜色较深或是呈浅蓝色。而且，使用过少量孔雀石绿的鱼，鱼体表面会产生很多黏液；使用的孔雀石绿较多，鱼体表面的黏液会很少，用手摸鱼鳞会感到刮手。

二看鱼鳍：正常鲈鱼的鱼鳍根部是肉色或微微泛红的，色泽自然，用手打开鱼鳍会立即自然回缩。而使用过孔雀石绿的鲈鱼，其鱼鳍根部会呈现蓝绿色，用手打开鱼鳍，回缩较慢。

三看鱼鳃：正常鲈鱼的鱼鳃是鲜红色的，且没有脏物附着。而添加了孔雀石绿的鲈鱼，其鱼鳃会因为或因出血而带有瘀血，呈紫红色，或因为失血过多而发白。

安全选购鲈鱼

一摸鱼体	新鲜鲈鱼的鱼鳞有光泽且与鱼体贴附紧密，不易脱落，鱼体表面有透明的黏液；不新鲜的鲈鱼鱼鳞光泽度差且较易脱落，鱼体表面的黏液浑浊。
二掐鱼肉	用手掐鱼肉，新鲜鲈鱼的肉坚实有弹性，用手指按压后凹陷立即消失；不新鲜鲈鱼的鱼肉略显松散，用手指按压后凹陷回弹较慢。
三看鱼腹	新鲜鲈鱼的腹部不膨胀，肛孔呈白色、凹陷；不新鲜鲈鱼的鱼肛孔稍凸出。
四看鱼眼	新鲜鲈鱼的鱼眼饱满凸出、角膜透明清亮；不新鲜的鲈鱼眼球不凸出，眼角膜起皱或眼内有瘀血。
五嗅鱼鳃	新鲜鲈鱼的鳃丝呈鲜红色，黏液透明，具有海水鱼的咸腥味或淡水鱼的土腥味；不新鲜鲈鱼的鳃色变暗呈灰红或灰紫色，黏液腥臭。

孕妈妈本月最佳膳食

紫甘蓝鲈鱼沙拉

原料 鲈鱼150克，紫甘蓝100克，圆生菜100克，盐、橄榄油、白醋各少许。

做法

①将鲈鱼用盐和橄榄油腌渍5分钟，蒸熟备用。

②将所有蔬菜洗净沥干，切成6份，备用。

③蔬菜放入沸水中焯烫1分钟。

④将鲈鱼与蔬菜入盘中，加入适量盐、橄榄油、白醋拌匀即可。

五彩鲈鱼丁

原料 鲈鱼150克，豌豆20克，豆腐30克，彩椒20克，姜末、葱末、水淀粉各适量，盐、料酒各少许。

做法

①鱼肉洗净切成丁，加盐、料酒、水淀粉腌渍入味；彩椒洗净切丁，豌豆洗净，豆腐切块。碗中加少许清水、盐、料酒、水淀粉兑成汁。

②锅内烧水加豌豆、彩椒丁烫熟，豆腐块稍烫，把鱼肉飞水。热锅烧油，葱姜末炝锅，加入所有食材翻炒，倒入汁液出锅即可。

草菇烩芦笋

原料 芦笋170克，草菇80克，胡萝卜片、姜片各少许，盐、食用油各适量。

做法

①洗好的草菇切片，洗净的芦笋切成段。

②开水锅中放入1克盐、食用油、草菇，煮约半分钟。

③倒入芦笋段，拌匀，续煮片刻，捞出食材，待用。

④用油起锅，放入胡萝卜片、姜片炒片刻，倒入焯好的食材，加盐炒匀调味，关火后盛出即可。

豆腐包菜

原料 包菜100克，豆腐100克，葱、盐、食用油各适量。

做法

①将包菜切好用清水洗净，豆腐洗净切小块，葱切丝。

②热油锅中加葱丝爆炒，再加包菜翻炒一会，放豆腐块、盐一起翻炒至熟即可。

肉末炖豆腐

原料 肉末30克，豆腐100克，胡萝卜丁、青豆各10克，姜丝适量，盐、酱油、水淀粉、高汤各适量。

做法
①坐锅点火，油热后放入姜丝、肉末，然后倒入酱油、高汤。
②把豆腐切成块放入锅中，5分钟后放入胡萝卜丁和青豆，再5分钟后放入盐和水淀粉勾芡，起锅即可。

莲藕花生汤

原料 莲藕150克，水发花生50克，盐、食用油各适量。

做法
①将洗净去皮的莲藕对半切开，再切成薄片，装入盘中，备用。
②砂锅中注水烧开，放入洗好的花生，放入盐，食用油；盖上盖，用小火煲煮约30分钟。
③揭盖，倒入切好的莲藕；盖上盖，用小火续煮15分钟至食材熟透即可。

莲藕排骨汤

原料 莲藕250克，排骨段200克，生姜、葱、胡萝卜片、花生米各少许，盐2克，料酒、鸡汁各少许。

做法
①生姜切细丝，葱切细末，莲藕切小块。锅中注水烧开，放入排骨段，汆煮，捞出沥干。
②锅中注水烧热，放姜丝、花生米、排骨。取砂煲置火上，盛入锅中的食材，加盖，用小火煲至排骨熟软后放入莲藕块、盐、料酒、鸡汁，调味，小火续煮至入味，撒入葱末、胡萝卜片即成。

芦笋绿豆浆

原料 芦笋20克，水发绿豆45克。

做法
①将洗净的芦笋切小段，备用。
②将绿豆倒入碗中，洗净，沥干备用。
③将绿豆和芦笋倒入豆浆机，注入适量清水，至水位线即可。
④选择"五谷"程序，按"开始"键，开始打浆。约15分钟后过滤，即成豆浆。

孕妈妈本月
要警惕的疾病

妊娠失眠

症状及原因

失眠是指入睡困难，醒后难以入睡，出现睡眠障碍的一种疾病。失眠的症状有很多，表现非常复杂。孕期失眠可表现为痰热内扰、阴虚火旺、肝郁化火等证型，均会不同程度地引起孕妈妈心神不安，因而造成失眠现象的出现。

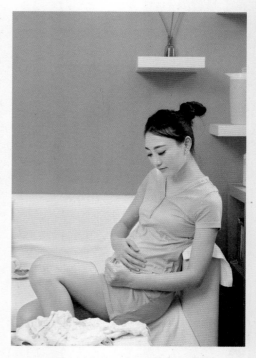

引发孕妈妈失眠的常见原因有以下几种。孕早期尿频是一个非常普遍的影响因素。饮食习惯的改变也会影响孕期睡眠质量，必须尽量避免进食影响睡眠的食物，例如咖啡、茶等。怀孕后体内激素的变化会使孕妈妈在精神和心理上都比较敏感，对压力的耐受力也会降低，继而会引发忧郁和失眠。

孕妈妈失眠还会危害胎宝宝的健康。尤其是初次怀孕的女性，如果长期处于夜间失眠多梦、睡眠质量不好的状态，不可避免地会影响到自身抵抗力，容易患上一些疾病，这样就会间接影响到胎宝宝的健康。但若能及时发现失眠症状，及时治疗，一定会得到较好的治疗效果。

调理方法

（1）饮食调理：饮食宜清淡，入睡前3小时最好吃一些安神助眠的食物，可以选择牛奶、核桃、莲子等食物来提高睡眠质量。

（2）调节压力：孕妈妈可以通过转移注意力来调节压力，比如看温馨的电影、听舒缓的音乐等，也可以多与家人聊天、倾诉自己的感受，将压力排解出去。

（3）安静的睡眠环境：孕妈妈在入睡前尽量创造一个安静的入睡环境，关掉电视和手机，将窗帘拉上，调暗灯光。

孕期疲劳

症状及原因

很多女性在怀孕的时候常常感到十分疲劳，这是很正常的。尤其是怀孕初期总是觉得很累、没有精神、没有办法坚持站着，总是有头昏、头晕的症状，比较贪睡。这些都是孕期疲劳的表现。

孕期疲劳是生理和精神两方面原因造成的。

生理上，因孕妈妈在怀孕时吃得比未怀孕时多，加上胎宝宝在体内成长，导致体重增加，身体笨重，走几步路就会很容易累。而且孕妈妈在孕期身体新陈代谢速度加快，消耗了大量的能量，因此容易疲劳。

精神上，自从怀上胎宝宝后，一些孕妈妈就开始担心胎宝宝是否健康，担心自己身体是不是处在一个好的怀孕状态，造成心理压力过大，而导致思想疲劳。

还有一些孕妈妈因害怕流产，不敢随意行动，久而久之就导致身体形成依赖。

调理方法

（1）饮食结构合理化：饮食结构合理对于缓解疲劳是非常关键的，适当调整饮食就能够减少孕期疲劳症状。适量地吃一些鸡肉、瘦肉或者鱼肉都是可以的，但最好是采用清淡、滋补为主的烹饪方式，例如通过煲汤或者煮粥的方式食用。孕期觉得容易疲劳的妈妈可以多吃白菜、胡萝卜、香菇等，蔬菜在烹饪时不要过多地加入盐、油以及调味料等。

（2）保持适量运动：孕妈妈是可以进行适量运动的。例如散散步、上下楼梯等。

（3）注意调整坐姿：怀孕以后，孕妈妈坐着的时候最好能够抬高脚的位置，这样有利于减轻孕期疲劳。

孕妈妈本月
健康指导

食用天然酸性食物

不少孕妈妈在本月早孕反应仍然较重，一般通过吃酸味食物来调节，但要注意尽量减少酸菜、泡菜类食物的摄入，避免过量的盐会影响孕妈妈健康。可以适当食用天然酸性食物，如西红柿、樱桃、杨梅、橘子等。

适当地挑食

孕妈妈在孕3月的妊娠反应最严重，会导致食欲不佳，不能吃进任何食物。这时，孕妈妈可以适当挑食，选择自己想吃的食物，但要保证食物安全、健康、有营养。等度过食欲不好的这段时间，孕妈妈还是要不挑食，以全面补充营养为主。

保证足够的热量与营养

孕11周后，胎宝宝会在母体迅速生长，每天对营养的需求量会逐渐增多，建议孕妈妈多吃肉、鱼、豆、蛋、奶等食物，均衡搭配各类食材的营养素，在满足胎宝宝的生长需求的同时使自身营养均衡，避免营养不足和过剩。

孕期尽量少化妆

孕妈妈在怀孕时尽量要少化妆，化妆品所含的砷、铅、汞等有毒物质被孕妈妈的皮肤和黏膜吸收后，可透过胎盘屏障进入胎儿体内，影响胎儿的正常发育，导致胎儿畸形。另外，化妆品中的某些成分经阳光中的紫外线照射后，会产生有致畸作用的芳香胺类化学物质。

Part

5

孕4月：与胎
宝宝心灵相通

❧ 孕妈妈本月最佳食材

酸奶

别名	酸牛奶

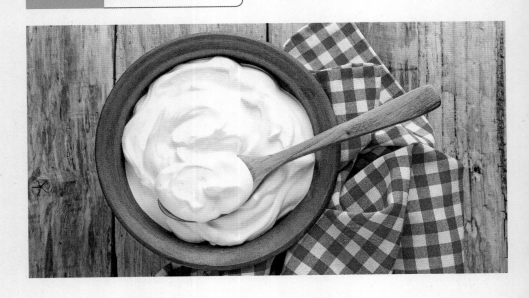

酸奶的营养与作用

　　有些孕妈妈会有消化食物不良的情况，这时就可以适量喝酸奶，以促进胃液分泌，从而达到提高食欲以及加强食物消化的作用。

　　孕妈妈在怀孕期间本就免疫力低下，这个时候就可以通过喝酸奶来提高免疫力，因为酸奶中含有乳酸菌，可以产生一些增强免疫功能的物质，防止孕妈妈在孕期生病。

　　酸奶发酵后，酸奶中的钙、磷溶解度更高，蛋白质分解产生的CPP等肽类物质，可以帮助孕妈妈有效提高对钙、磷、铁、锌等矿物质的吸收率。

很多孕妈妈都存在便秘的情况，酸奶可以通过产生大量的短链脂肪酸，来促进肠蠕动及菌体大量生长，从而防止便秘。孕妈妈需要注意一点的是，当出现胃泛酸的情况时，最好不要喝酸奶，以免加重胃不适。

酸奶的安全问题

⊠ 储存环境很关键

在购买酸奶时一定要选择低温冷柜中储存的酸奶。酸奶中的乳酸菌只有在低温下才能存活。反之，酸奶中的乳酸菌活性会大大降低，而且可能助长了其他杂菌的滋生，导致酸奶变质。

⊠ 蛋白质含量决定酸奶质量

蛋白质含量≥2.3克才是真正的酸奶；而蛋白质≥1克的，是乳酸饮料。二者营养价值则相差甚远，乳酸饮料不等于酸奶。

⊠ 关注酸奶当中的"益生菌"

酸奶一般含有嗜酸乳杆菌、嗜热链球菌、保加利亚乳杆菌，这三种菌是益生菌。除了这三种益生菌种外，一些厂家还添加了其他噱头益生，如A+B益生菌、双歧杆菌等，可谓五花八门。

然而，酸奶中的菌种并不是越多越好，否则不同的菌种会争夺牛奶中的营养环境，使发酵变得复杂，最终总会被一两种菌占领并成为优势菌，也就是说菌的种类再多，不生长繁殖也没有用。另外，益生菌有明确定义，只有活的、数量至少达到每毫升100万个才能改善胃肠健康。

安全选购酸奶

（1）酸奶尽量购买原味的，避免冒充新鲜食材的各类添加剂成分。

（2）一般的酸奶保质期都在21天左右，购买酸奶挑最接近出厂日期的，因为时间越长，有益菌群消失得越多。

（3）尽量选择大厂家生产的酸奶，因为相比一些小作坊而言，大厂家的酸奶会更让人放心一些，经过审核认证的程序也会更多一些，避免出现一些不必要的麻烦。

葡萄

别名	草龙珠、山葫芦、蒲桃

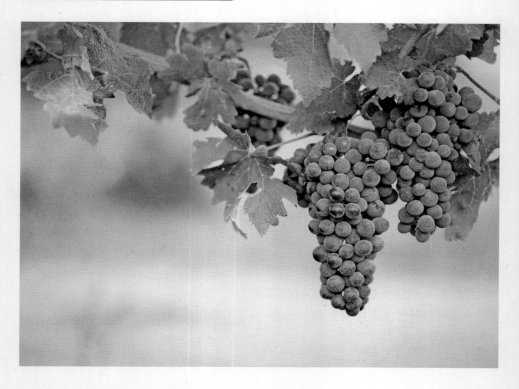

葡萄的营养与作用

葡萄味美可口，营养价值很高，孕妈妈可以用来作为加餐食用。葡萄含有矿物质钙、钾、磷、铁等，以及多种维生素和人体必需的氨基酸。

葡萄中的糖以葡萄糖和果糖为主，可以被人体直接吸收，能为孕妈妈提供能量，而当孕妈妈出现低血糖时，若及时吃葡萄或喝葡萄汁，可很快使症状缓解。

葡萄还含有促进食物消化、吸收和排泄的多种有机果酸以及人体不可短缺的蛋白质，对孕妈妈食欲不振很有帮助。葡萄里还含有大量的水分，能够有效帮助孕妈补充水分，防止皮肤干燥，促进血液循环。孕妈妈适量地食用葡萄还可以起到滋阴补气、润滑肠管的作用。

葡萄籽中所含营养成分还可以提高免疫力，可帮助孕妈妈在怀孕期间少生病，帮助胎宝宝抵抗病毒的感染。孕妈妈吃葡萄，还能帮助胎宝宝的大脑发育，改善胎宝宝偏黑的肤色。

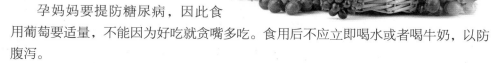

孕妈妈要提防糖尿病，因此食用葡萄要适量，不能因为好吃就贪嘴多吃。食用后不应立即喝水或者喝牛奶，以防腹泻。

安全选购葡萄

孕妈妈在选购葡萄时可以从这三方面来选购新鲜的、品质好的葡萄。

一看外观	挑选葡萄要注意外观的新鲜度，果穗大小合适且整齐排列，葡萄的梗部新鲜牢固，果粒饱满，表皮有白霜者品质为好，用手提起时，果粒牢固且搅落较少者为佳。
二看颜色	成熟度适中的葡萄果粒颜色较深，但不同品种，颜色也不相同，这只限于同个品种的葡萄。
三尝味道	好葡萄入口汁水多、味甜、有葡萄香气。质量差的葡萄果汁、少味、淡无香气，而且酸味太浓厚。选购的时候可以尝葡萄串最下面的果粒，如果这颗葡萄甜，则整串葡萄都甜。

白菜

别名	大白菜、黄芽菜、黄矮菜、菘

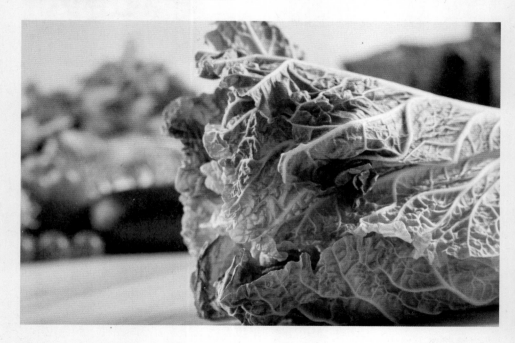

白菜的营养与作用

白菜不仅可以作为可口的蔬菜食用，还有很高的营养价值呢！白菜中的营养元素有很多，有丰富的维生素和矿物质，对孕妈妈很有好处。

白菜中含有丰富的维生素C、维生素E，孕妈妈多吃白菜，可以起到很好的护肤和养颜效果。白菜中的微量元素锌，可以促进胎宝宝发育。孕妈妈经常吃白菜可防止坏血病。

有时孕妈妈体内的毒素和代谢废物很难排出体外，经常吃些白菜，可以促进机体新陈代谢，对母体和胎宝宝都有好处。白菜中含有较多的膳食纤维，能够增加饱腹感，能够平稳血糖，还可以加速孕妈妈的肠蠕动，起到排毒、防便秘的作用，而排毒的间接作用就是养颜了。

孕妈妈吃白菜的时候要注意，最好是将白菜炒着吃，而腌渍的白菜一定要腌透后再吃，且不要吃腌渍过久的白菜，以免过多的亚硝酸盐损伤肠胃；孕妈妈在出现腹泻的时候最好不要吃白菜。

白菜的安全问题

孕妈妈经常食用白菜，但是都食用对了吗？下面营养师教你如何食用白菜才能不破坏白菜的营养价值。

在烹调白菜时，我们要先清洗再去处理，这样能避免大量的水溶性维生素的流失。尽量去用手撕开白菜，避免用刀整体去切，按照蔬菜原有纹路可以保持蔬菜原有的口感。

烹调方式一般都会采用炖、煮的方式，这样会破坏其中的营养成分，建议采用醋熘、快炒和凉拌的方式，既可以保证口感又不会过多破坏白菜的营养价值。

安全选购白菜

人们都说到了冬天就是萝卜、白菜，但是我们怎样可以选到优质味美的白菜呢？下面营养师手把手教你选购白菜。

一看外表	优质的大白菜要求菜叶新鲜、呈嫩绿色，菜帮洁白，包裹得较为紧密、结实，无病虫害。
二看黑点	在选购白菜的时候可以看一下里面的叶子有无黑点，我们选择没有黑点的。
三看大小	如果没有分量的限制，建议挑选大个一点的，这种白菜可食用的叶茎比较多。
四凭手感	差不多大小的白菜用手掂一掂，优质的会比较沉，结实的白菜在烹调时口感会比较甘甜。

西蓝花

别名	花椰菜、青花菜

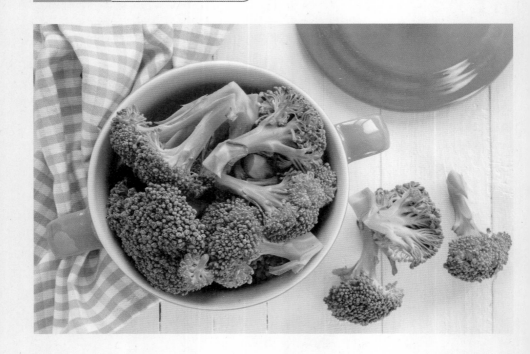

西蓝花的营养与作用

西蓝花很适合孕妈妈食用，是被公认的健康食品之一。西蓝花中的钙含量很高，这正是孕妈妈在本月需要补充的营养素。西蓝花中含有丰富的叶酸，叶酸可以保护胎宝宝免受脊髓分裂、脑积水、无脑等神经系统畸形之害，对胎宝宝的生长发育同样有着重要作用。

女性怀孕期间每周吃3次西蓝花，每次200克，就能对胎宝宝心脏起到很好的保护作用。西蓝花之所以具有这样的功效，是因为里面含有一种叫作SGS的物质，这种物质还可以稳定孕妈妈的血压、缓解焦虑。

另外，西蓝花中维生素C的含量是西红柿的4倍，维生素C能增强孕妈妈免疫力，保证胎宝宝不受病菌感染，同时还能促进铁质的吸收。所以，孕妈妈在怀孕的第四个月要多吃西蓝花，才能让胎宝宝健康生长哦！

西蓝花的安全问题

孕妈妈在处理西蓝花时，可以选择直接掰开花球或者用剪刀将花球在花梗处剪下，这样避免将花球弄散，还方便冲水清洗，容易将其中的残留物清洗出来。

西蓝花富含叶酸，但是叶酸性质不稳定。在烹调西蓝花时，更为传统的方法是将其煮熟，这样就会损失大部分叶酸。建议在烹调时用少油快炒、蒸和焯烫的方法，既可以保持口感，又能避免大量的营养素流失。

安全选购西蓝花

一看品相	花球表面无凹凸，整体有膨隆感，花蕾紧密结实的西蓝花品质较好。
二看颜色	西蓝花应选择浓绿鲜亮，若发现有泛黄或者已经开花的，则表示过老或储存太久。有些西蓝花会略带紫色，属于正常现象，并不会影像口感。
三掂重量	同样大小花球的西蓝花，选择重的为宜。但是注意不要选择西蓝花花梗过硬、宽度的西蓝花，这样的西蓝花生长时间过长，会影响食用口感。
四看叶子	因西蓝花在运输的过程中需要冷藏，所以购买西蓝花时，要选择叶色鲜绿，较为湿润的西蓝花。
五看切口	观察切口是否嫩绿湿润，若已经干枯，表明西蓝花采摘时间过长，新鲜程度有所下降。

海带

| 别名 | 江白菜 |

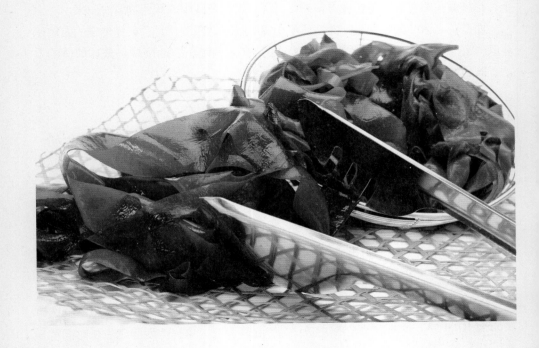

海带的营养与作用

　　海带是孕妈妈饮食中的好食品，其含有孕妈妈在孕4月需要的大部分营养素。海带富含膳食纤维，可帮助孕妈妈促进排便，预防或缓解便秘，海带中的钙可以防止孕妈妈腿抽筋及骨质疏松、腰腿痛，提高免疫力。孕妈妈多食海带还可预防妊娠高血压。

　　海带上常附着一层白霜似的白粉，这种物质叫甘露醇，具有降低血压、利尿和消肿的作用。孕妈妈在孕中期常有脸部或身体水肿，要常吃点儿海带来消肿！

　　海带富含碘，有助于甲状腺素合成，可以促进胎宝宝的大脑发育。缺碘的胎宝宝出生后主要表现为智力明显低下、个子矮小等，孕妈妈在孕期多吃海带，补充碘，就可以避免胎宝宝的这些问题了。海带中含有大量的多不饱和脂肪酸，这是胎宝宝脑神经细胞发育所必需的营养素，孕妈妈多吃海带能促进胎宝宝脑部的健康发育。

　　孕妈妈吃海带可以煲汤食用，海带和排骨同煮做成海带排骨汤，不仅味道鲜美，而且营养丰富，海带还可以凉拌和清炒。海带与豆腐是绝配，孕妈妈食用豆腐吃得太多容易引起碘缺乏，和海带一起吃就可以解决这个问题了。

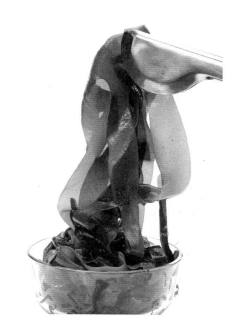

安全选购海带

　　孕妈妈该如何挑选干海带呢？营养师教你从以下几方面入手：

一看其完整性	将海带卷打开，看看海带是否是完整的，叶片是不是厚实。如果海带比较小而且比较碎，就不要选购。
二看表面白色粉末	海带是含碘最高的食品，另外还有甘露醇。它们都呈现白色的粉末状附在海带表面。不要以为这是劣质霉变的海带，没有任何白色粉末的海带才是我们需要担心的，不要进行选购。
三看厚度	海带叶宽厚、色泽浓绿或者无枯黄叶，就是优质海带。并且手摸无黏手的感觉。
四看表面的小孔	如果海带表面有小孔洞或有大面积的破损，则代表这海带出现过虫蛀或者霉变的情况，不能选购。

鸡肉

别 名	家鸡肉、母鸡肉

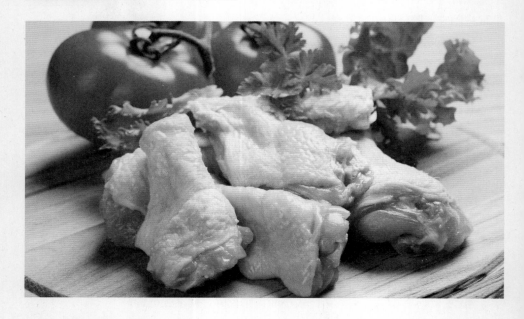

鸡肉的营养与作用

　　本月孕妈妈要补充的关键营养素有很多，而鸡肉恰恰含有大部分孕妈妈需要的营养素。鸡肉蛋白质含量丰富，还含有维生素C、维生素E等，而且鸡肉的蛋白质种类较多，而且消化率高，容易被吸收利用，孕妈妈吃鸡肉可以增强体力、强壮身体。

　　鸡肉不仅对孕妈妈有好处，对胎宝宝也有益处。鸡肉是磷、铁、铜和锌的良好来源，并且富含维生素B$_1$、泛酸、维生素A、维生素D、维生素K等，可以提高胎宝宝的免疫力，促进其生长发育。

　　孕妈妈吃鸡肉可以炒着吃、也可以煲汤炖着吃，当然也可以做成鸡肉卷食用。鸡汤含有胶质蛋白、肌肽、肌酐和氨基酸等，不但味道鲜美，而且易于吸收消化，对孕妈妈补身体大有益处。

鸡肉的安全问题

一拿纸试	拿一张干燥易燃的薄纸贴在已去毛的鸡背上，稍加压力片刻，取下来点火燃烧。如果烧着了，说明鸡肉没有注水；如果没有燃烧，则说明是注水的鸡肉。
二看切面	看一下鸡肉的切面，如果有灰白色半透明的冰和红色血水的就是注水鸡肉。注水的鸡特别"肥"，用手指压肉不紧、弹性大、在腿至腹部间划开可见水。被浸泡的鸡爪子呈"肥大"状，色泽淡白。
三抠胸腔	一些不法商贩采用将水用注水器打入鸡腔内的膜和网状内膜的方法，只要用手指在上面轻轻地一抠，注过水的鸡肉网膜就会破，水会流淌出来。
四用手摸	鸡如果没有注过水，表皮摸起来会感觉比较平滑。如果鸡的皮下注过水，其表皮会高低不平，摸起来像是长有肿块。
五拍鸡肉	注水的鸡肉特别具有弹性，用手一拍的话，就会有"卟卟"的声音。
六看翅膀	用手掰起鸡的翅膀仔细查看，如果发现上边有红针点或乌黑色，那就证明已经注了水。
七捏皮层	在鸡的皮层用手指一捏，明显地感到有打滑的现象，一定是注过水的鸡肉。

安全选购鸡肉

判断鸡肉是否新鲜，我们可以从外观判断：新鲜的鸡肉外表光滑，不会有黏液，表皮颜色为黄白色，带有新鲜的肉味；而不新鲜的鸡肉，表皮没有光泽，肉的颜色会变暗，闻起来会有腥臭味。

挑选鸡翅时要看毛细孔，毛细孔越大，表示饲养的时间越长，肉质较粗；鸡胸肉则要挑选表皮完整、没有受伤的为佳。

孕妈妈本月最佳膳食

糖醋白菜

原料 大白菜200克，胡萝卜50克，白糖10克，醋10毫升，酱油5毫升，盐、淀粉各3克，食用油适量。

做法
①将白菜洗好，切成斜片；胡萝卜洗净，也切成斜片。
②将白糖、醋、酱油、盐、淀粉混合在一起搅成糖醋汁。
③锅置火上，放油烧热，放入白菜片煸炒，后放胡萝卜片，炒熟后，将糖醋汁倒入调匀即可。

虾皮烧西蓝花

原料 西蓝花250克，虾皮25克，葱末、姜末、花生油、盐、酱油、黄豆芽汤及水淀粉各适量。

做法
①西蓝花掰成小块，洗净，入沸水锅中焯透捞出，过凉，沥干水分。
②将锅置火上放入花生油烧热，将用水泡后沥干水分的虾皮稍炸，放入葱末、姜末、盐、酱油，再倒入西蓝花，加入适量豆芽汤，大火烧开后用小火煨透，以水淀粉勾芡，盛盘即可。

胡萝卜姜丝熘白菜

原料 胡萝卜250克，大白菜300克，姜丝适量，白醋1匙，白糖半匙，盐、鸡精、食用油、水淀粉各适量。

做法
①将大白菜洗净去叶切成薄片，下入沸水焯烫，捞出沥净水分。
②将胡萝卜洗净切成片。
③炒锅上火烧热，加适量底油，用姜丝炝锅，放入白菜片、胡萝卜片煸炒，加入白醋、白糖、盐、鸡精调味，用水淀粉勾芡，出锅装盘即可。

西红柿鸡肉丁

原料 鸡肉200克，西红柿300克，青椒1个，葱、姜、盐、食用油、酱油、料酒、淀粉各适量。

做法
①将鸡肉切成丁，加盐、酱油、料酒和淀粉抓匀腌渍一会儿；西红柿洗净，切块。
②锅内放油，烧至六成热时加鸡丁滑熟，盛出。
③放油，加葱、姜爆香，加西红柿块大火翻炒几下，加盐调味；最后加入炒好的鸡丁翻炒均匀即可。

西芹鸡柳

原料　西芹150克，鸡胸肉150克，胡萝卜丝5克，葱花适量，酱油1匙，料酒、白糖、盐、鸡精各1匙。

做法

①西芹洗净、切段；鸡肉洗净，切条略腌，将腌好的鸡条滑油，盛出备用。

②出锅烧热，倒入油，煸香葱花，加入西芹、胡萝卜丝和鸡条翻炒，放入调味料炒匀出锅。

雪梨土鸡汤

原料　土鸡150克，雪梨50克，姜片少许，盐适量。

做法

①将土鸡放入沸水中氽烫，捞起沥干；雪梨洗净去核，切块。

②将土鸡、雪梨和姜片放入锅中，加适量清水，加盖大火煮沸后改小火炖煮1.5小时，出锅前加盐调味即可。

海带排骨汤

原料　排骨150克，海带50克，胡萝卜少许，盐适量。

做法

①将海带泡在水中1小时，再冲洗干净。

②水沸后加入海带煮5分钟捞起，用清水冲洗。

③锅里加入排骨和清水，水沸后，撇去浮沫；把海带和胡萝卜下锅大火煮开，改小火煮1小时，加盐调味即可。

鸡丝炒粉

原料　米粉150克，鸡胸肉100克，胡萝卜半根，青菜2棵，芹菜、葱、姜、蒜、盐、食用油各适量。

做法

①将胡萝卜、姜、鸡胸肉切成丝，葱、蒜切成末，芹菜切成段，青菜洗净撕碎。

②将米粉放入开水中煮5分钟后，过凉后沥干水分，切成段。

③热锅烧油，下入鸡丝炒至变色，捞出；锅中留油，下入葱、姜、蒜，煸炒；下入米粉和配菜，加盐炒匀，加少许热水，翻炒片刻即可。

孕妈妈本月
要警惕的疾病

妊娠贫血

症状及原因

孕妈妈在妊娠期受到一些生理因素的影响，如血容量增加、妊娠早期呕吐等，可使血液中的血红蛋白相对降低，对铁、叶酸、维生素等摄入不足引起血红蛋白不足，当孕妈妈的血红蛋白低于一定数值时就会出现贫血。

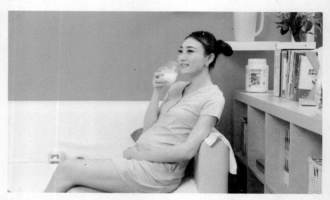

妊娠贫血有3类，即缺铁性贫血、叶酸缺乏性贫血和维生素B_{12}缺乏引起的贫血。

孕妈妈在孕期对铁的需求会增大，肠胃功能减弱使含铁物质在胃中不能转化，导致身体缺铁。缺铁是导致妊娠贫血的主要原因。

孕妈妈在怀孕期间需要额外的叶酸摄入。但是有时并不能在一日三餐中获得足够的叶酸。当这种情况发生时，人体就无法生成足够的红细胞向身体输送氧气。

人体需要维生素B_{12}来生成健康的红细胞。当一个孕妈妈缺乏维生素B_{12}，就无法促进红细胞发育成熟，从而导致贫血。

调理方法

（1）多进食补血的食物：含铁量高且吸收率好的动物性食物，如动物血制品、肝脏、瘦肉等为首选，其次植物中含铁量相对丰富的有菠菜、黑木耳、胡萝卜等。

（2）多吃一些富含维生素C的食物：此类食物有利于铁的吸收，例如橙子和猕猴桃、苹果等。

（3）额外补充营养素：除饮食外，可以额外补充叶酸片和维生素B_{12}片。

妊娠期牙龈炎

症状及原因

妊娠期牙龈炎是在妊娠期出现特有症状的牙龈炎。表现为全口牙龈炎，尤其是牙间乳头红肿明显，严重者可能有溃疡和白膜，并伴有轻度的疼痛发生。孕妈妈妊娠期牙龈炎的发生率约50%，一般在怀孕后2～4个月出现，分娩后则消失。

由于妊娠造成孕妈妈体内维生素和微量元素相对不足，激素水平发生波动，孕妈妈内分泌及免疫系统出现改变，所以当食物残渣留存在口腔内，细菌就会大量繁殖，引起牙龈发炎。孕妈妈不注意维护口腔卫生，会致使牙菌斑、牙石在牙龈缘附近堆积，也会引起牙龈炎。

牙龈炎不但影响孕妈妈的精神状况，也会影响孕妈妈的食欲，而孕妈妈精神、饮食状况的好坏，又会直接影响胎宝宝的发育。在怀孕前已有牙龈炎存在的孕妈妈，一定要及时做好口腔卫生保健，以免孕期症状加重。怀孕3～7个月则是治疗口腔疾患最适当的时期。

调理方法

（1）定期检查口腔：孕妈妈在怀孕后要定期去检查口腔，以早期预防治疗为主，做好口腔卫生保健。

（2）勤刷牙：每次吃过东西后都要用软毛牙刷刷牙，刷时注意顺牙缝刷，尽量不碰伤牙龈，以免引起疼痛。

（3）挑选质软、易于消化的食物：多吃富含维生素C的新鲜水果和蔬菜，维生素C可以降低毛细血管的通透性，缓解炎症。

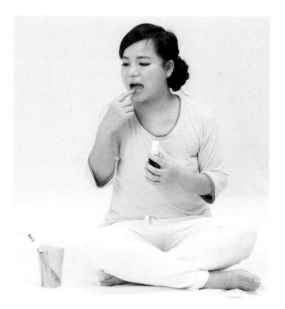

孕妈妈本月
健康指导

加大营养素摄入量

本月胎宝宝的生长发育越来越快，对营养的需求也逐日增长。这就要求孕妈妈在饮食上加大各项营养素的摄入量，以满足胎宝宝迅速生长及母体营养素存储的需要，避免营养不良。

而最主要的是加大动物性食物的摄入，因其所提供的优质蛋白质是胎宝宝生长和孕妈妈组织增长的物质基础。

保证足够的热量供应

这个月孕妈妈的基础代谢加速，糖需求增加，每日热能需要量比孕前约增加200千卡（1千卡=4.186千焦）。但孕中期体重的增加应控制在每周0.3～0.5千克。热能摄入过多，会导致胎宝宝体重超大，易造成难产。

这就要求孕妈妈适当地增加主食的摄入量，孕中期每日主食摄入量应为400～500克，应选用标准米、面，搭配杂粮，如小米、玉米、燕麦片等。

孕妈妈不宜穿高跟鞋

孕妈妈在怀孕后，腹部一天一天隆起，体重增加，身体的重心前移，站立或行走时腰背部肌肉和双脚的负担会加重。

此时如果穿高跟鞋，会使身体站立不稳，容易摔倒。另外，因孕妈妈的下肢静脉回流常常受到一定影响，站立过久或行走较远时，双脚常有不同程度的水肿，此时穿高跟鞋不利于下肢血液循环。所以，孕妈妈不宜穿高跟鞋，最好穿软底布鞋，以舒适为准则。

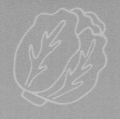

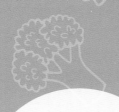

Part

6

孕5月：肚子
慢慢长大了

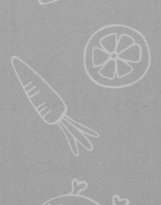

孕妈妈本月最佳食材

樱桃

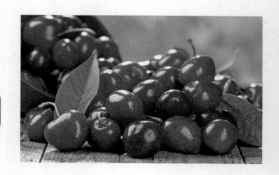

别名	莺桃、含桃、荆桃、樱株、车厘子

樱桃的营养与作用

　　樱桃是孕妈妈的理想水果。妊娠妇女对铁的需要量高，樱桃对防治孕妈妈出现缺铁性贫血有良好的食疗效果，又可增强体质，健脑益智。

　　樱桃不含脂肪、热量低，但其含有丰富的磷、镁、钾，其维生素A的含量比苹果高出4~5倍，都是孕妈妈怀孕期间所需的营养元素，是孕妈妈补充营养的理想水果。

　　樱桃的营养价值非常高，尤其是含有丰富的铁元素，可以促进胎宝宝健康发育。孕妈妈在本月要多吃樱桃。

安全选购樱桃

一看颜色	樱桃外观颜色呈深红色或者暗红色的，口感会比较甜。
二看表皮	樱桃表皮硬一点，并且光洁，没有虫卵为佳。
三看果蒂	颜色为绿色代表新鲜的。如果发黑，则代表果实不新鲜了，不宜选购。
四看果肉	肉质厚实紧致为佳。否则有皱褶则水分少，口感不好。

鸡蛋

| 别名 | 鸡卵、鸡子 |

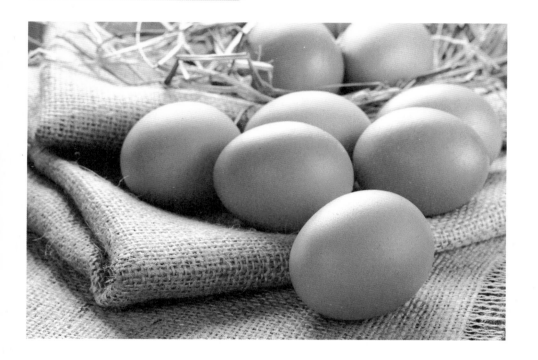

鸡蛋的营养与作用

　　营养专家建议孕妈妈在这个月每日要吃1个鸡蛋。鸡蛋含大量蛋白质和卵磷脂，给孕妈妈补充营养，对胎宝宝大脑发育都有好处。

　　母体储存的优质蛋白有利于提高产后母乳的质量。孕妈妈只需要有计划地每天吃1~2个蛋黄，就能够保持良好的记忆力，因为蛋黄中含有"记忆素"——胆碱。鸡蛋还能为孕妈妈提供优质蛋白。

　　鸡蛋是常见食物中蛋白质较优的食物之一，每50克鸡蛋中就含有5.4克优质蛋白，有益于胎宝宝的脑发育。富含DHA和卵磷脂、卵黄素，对胎宝宝的神经系统和身体发育都有利。

　　孕妈妈在吃鸡蛋时要注意烹调方式。鸡蛋吃法多种多样，但就营养的消化和吸收率来讲，煮蛋和蒸蛋为100%，嫩炸为98%，炒蛋为97%，开水、牛奶冲蛋为92.5%，老炸为81.1%。建议孕妈妈多采用水煮或清蒸的方式吃鸡蛋。

　　有发热症状的孕妈妈，由于消化液分泌减少，各种消化酶的活力下降，应清淡饮食，少吃含高蛋白质的食品。因此，此时期不宜吃鸡蛋。

鸡蛋的安全问题

　　首先危害最为严重的就是"生鸡蛋"，有很多人喜欢吃生鸡蛋，认为吃生鸡蛋营养更丰富，但其实一点科学依据都没有。吃生鸡蛋的营养吸收率仅为30%～50%。

　　生鸡蛋不仅不会营养更丰富，而且还会有危害。生鸡蛋中会带有许多沙门氏菌，吃到体内是非常危险的，很容易就会造成食品感染中毒，急性中毒为肠胃炎症状；腹泻、腹痛、发热等；重则可能还会给身体造成不可逆的影响。

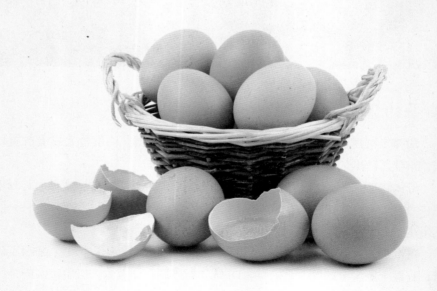

其次就是溏心鸡蛋，鸡蛋烹调温度达到70～80°C中心温度的时候才可以杀灭沙门氏菌，当蛋黄凝结的时候说明已经接近这个温度，但是对沙门氏菌而言，很可能就造成遗漏，也会给人体带来中毒的威胁，所以，不建议孕妈妈吃溏心鸡蛋。

孕妈妈还要注意鸡蛋的储存。鸡蛋在20°C左右的环境下大概可以存放7天，如果放在冰箱内保存，一般可以保鲜15天。在保存鸡蛋时需要注意：放置鸡蛋时要大头朝上，小头朝下，这样可以使蛋黄上浮后贴在气室下面，既可防止微生物侵入蛋黄，也可延长鸡蛋的保存期限。

安全选购鸡蛋

鸡蛋虽好，但是购买鸡蛋的时候，该如何挑选呢？什么样的鸡蛋才是新鲜的？那就让营养师来教你安全选购鸡蛋的"四步曲"。

一看	挑选鸡蛋，首先要看鸡蛋外壳是否干净和完整，有没有破碎的痕迹和发霉的污点，一般如果蛋壳表面特别光滑，那么可能已经存放很长时间了。
二摇	挑选鸡蛋的时候可以轻轻摇一下，新鲜的鸡蛋音实而且无晃动感。而时间长的鸡蛋可能有一些水声。
三照	购买的时候可以对着光照一照，看看有没有气室，一般气室很大的就不是新鲜鸡蛋。
四打蛋	新鲜的鸡蛋打到碗里，一般蛋黄会比较饱满，呈圆形，而且会与蛋清有很明显的分层。

花生

别名	长生果、长寿果、落花生

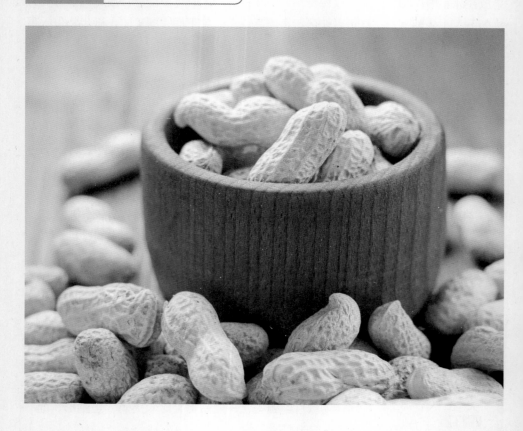

花生的营养与作用

　　食用花生对于孕妈妈有较好的补养效果，而孕妈妈常吃花生还能够预防产后缺乳。花生的锌元素含量比较高，锌对于促进胎宝宝大脑发育、增强大脑的记忆功能有好处。

　　花生的吃法多种多样，从营养方面来说，煮花生是最健康的。煮花生既避免破坏营养素，又易于消化，建议孕妈妈吃花生采用煮的方式。

安全选购花生

一看花生壳	新花生的水分足，所以壳表面是湿润的，常会有少量泥土附着，用手掂一下稍沉。陈花生由于水分的流失，壳表面是干燥的，而且基本没有泥土附着，用手掂一下较轻。
二捏质感	新花生想要捏破会觉得不太好捏，壳较嫩。陈花生捏破较轻松，而且捏破时会有声响。
三摇听声	将花生放在耳边摇一摇，新花生几乎听不见里面花生晃动的声音，即使有声音也是小而沉闷的。陈花生摇起来会有声响。
四尝口感	新花生尝起来水分足，口感较嫩，能尝到淡淡的甜味。陈花生尝起来较干，会有淡淡的涩味，有的甚至会发苦。

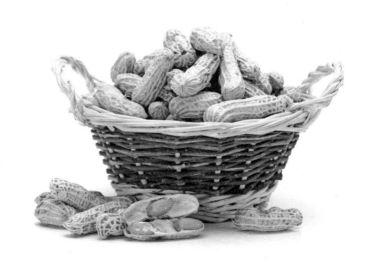

绿豆芽

别 名	绿豆菜

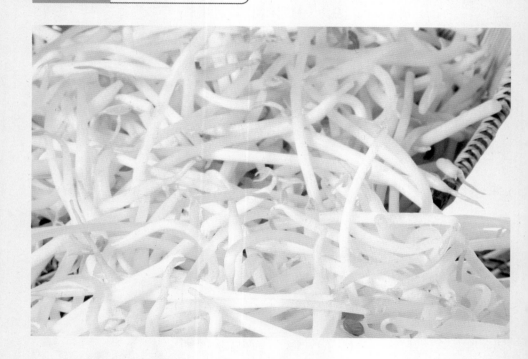

绿豆芽的营养与作用

　　孕妈妈适量食用绿豆芽是可以的，但绿豆芽性寒，脾胃虚寒的孕妈妈不宜多食，以免腹泻。

　　绿豆芽中膳食纤维、维生素C、维生素E含量较高，可以帮助孕妈妈改善便秘、小便不利等症状，起到润肤美白的作用。

　　绿豆芽富含维生素C，孕妈妈适量补充，不仅可以促进机体对铁质的吸收、预防贫血，还可以增强自己和胎宝宝的免疫力，促进新陈代谢，对胎宝宝的大脑和智力发育有着重大影响，有助于胎宝宝的正常发育。

绿豆芽的安全问题

绿豆芽作为豆制品的一种，深受人们的喜爱，但是市面上一度出现"毒豆芽"，是由于不法分子往豆芽里添加含有激素成分的添加剂，以缩短生长周期、增加豆芽产量。但是长期食用这些非法添加剂会对人体健康造成危害，进而导致某些疾病的发生。

添加药剂的方式主要体现在以下几个方面：调整生长周期和产量，防止在售卖的过程中腐烂，增加豆芽的外观鲜嫩感。"毒豆芽"看起来长度较长，个头均匀，且绝大多数的豆芽没有根须，看起来外观十分漂亮，有些在售卖时候泡水时间过短，还会散发一些药剂的味道。

孕妈妈在选购时应多注意以上这几方面。购买后豆芽应在水中泡一段时间，然后用流水冲洗干净再进行烹调。

安全选购绿豆芽

❌ 一看优质的豆芽颜色自然洁白、有光泽

如果是使用了漂白剂的豆芽，颜色过白且光泽度会下降，这一类豆芽最好不要购买。豆芽并不是越粗越好，如果选择豆芽时遇到"短粗状"的豆芽尽量不要购买，好的豆芽应看起来较为均匀，粗细适中；豆芽的长度不宜过长或过短，过长的豆芽可能是添加催其生长的制剂了。在选购时，如果发现豆芽很短或者没有根部，这一类的豆芽尽量避免购买，这一类的豆芽很可能添加了抑制根部生长的药剂；如果豆芽根部过长，说明这一类豆芽生长时间较长，比较老，在食用时会影响口感。

❌ 二掐

新鲜程度较高的豆芽用手指掐一下清脆易断，汁水充足。

❌ 三闻

没有使用药剂的新鲜豆芽闻起来有一股绿豆的豆香味；如果闻起来有刺鼻的气味，则很可能是加入了某些化学制剂。

胡萝卜

别名	红萝卜、金笋、丁香萝卜

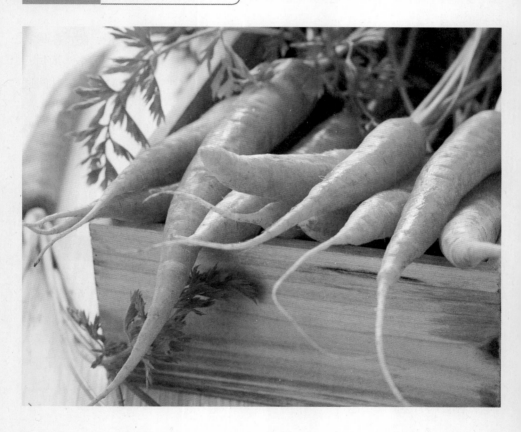

胡萝卜的营养与作用

胡萝卜中富含膳食纤维，能促进肠蠕动、缓解孕妈妈便秘的困扰。胡萝卜富含维生素，并有轻微且持续的发汗作用，可刺激皮肤的新陈代谢，增进血液循环，使皮肤细嫩光滑、肤色红润，对于孕妈妈有美容健肤的作用。

胡萝卜中含有丰富的胡萝卜素和维生素A，是机体生长的关键要素，有助于细胞增殖和生长，可促进胎宝宝的生长发育。

胡萝卜的安全问题

喜欢吃胡萝卜的孕妈妈也要注意节制，胡萝卜中的维生素A是脂溶性的，进入人体后不会随尿液排出体外，如果过量食用胡萝卜则会导致胡萝卜血症，会产生头晕、头疼等症状，甚至皮肤也会变成胡萝卜色。

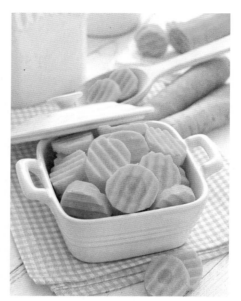

在存放胡萝卜时要注意先洗净，去掉顶端绿色部分，放置冰箱冷藏室保鲜，尽量远离苹果等会释放乙烯的蔬果附近。胡萝卜可用容器保存，冷藏可保鲜5天，冷冻可保存2个月左右。孕妈妈注意在烹调胡萝卜时，不要加醋，以免损失胡萝卜素。

安全选购胡萝卜

一看外表	在挑选胡萝卜的时候要仔细观察胡萝卜是否有裂口、斑点、虫眼或者疤痕，不要购买这一类的胡萝卜。应购买外皮光滑，色泽鲜亮的。
二看大小	在挑选胡萝卜的时候，太大的可能生长时间过长，太小的可能成熟度不够，在挑选时选择适中的就可以了；同样大小的选择分量重的，相对轻一些的可能会有空心的现象出现。
三看颜色	新鲜胡萝卜的颜色大多呈现橘黄色，颜色光泽度比较好，颜色较为自然。
四看叶子	新鲜胡萝卜都有叶子连在一起，新鲜的胡萝卜叶子应呈鲜绿色，比较清脆；如果叶子发软，有黄叶、烂叶，说明胡萝卜不太新鲜，放置时间过长。

海参

别名	平鱼、黑寨、黑石鲈、银鲳

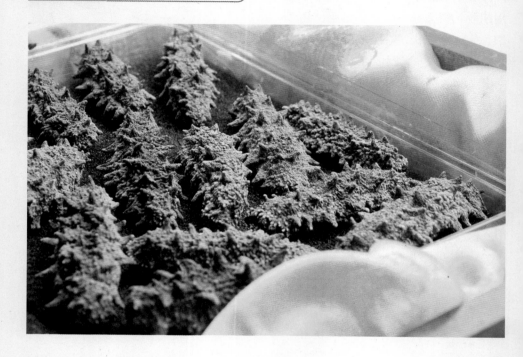

海参的营养与作用

海参有利于补血，可以预防孕妈妈孕期贫血，还可以降低孕妈妈感冒的概率。孕妈妈食用海参可以为胎宝宝生长发育准备充足的蛋白质。

海参中含有丰富的DHA（二十二碳六烯酸），这是一种多价不饱和脂肪酸，是维持人体正常免疫能力的必须物质，具有提高人体免疫能力的功效，除此之外也是胎宝宝脑细胞发育所必需的养分。

充足的DHA可以确保胎宝宝大脑发育完善，具有提高胎宝宝智力的功效。怀孕期间可适量食用海参来促进胎宝宝发育。

海参的安全问题

海参中的蛋白质含量较高，可以达到50.2mg/100g，比猪瘦肉还高。但是所含有的蛋白质属于胶原蛋白，并不是我们人体所需要的优质蛋白质，对于消化吸收而言，效果并不好。但是海参有一定的多糖类物质，能够起到抗氧化、增强机体抵抗力的作用。

孕妈妈在处理海参时，要注意将海参泡发好，海参泡发不好，就不会好吃。泡发海参时，切莫沾染油脂、碱、盐，否则会妨碍海参吸水膨胀。发好的海参不能再冷冻保存了，否则会影响海参的质量，所以孕妈妈尽量吃多少就泡发多少，一次不宜发得太多。

安全选购海参

孕妈妈该如何鉴别真海参与人造海参呢？下面几点可以提供参考。

一看颜色	真海参的颜色是偏棕褐色或棕黑色的，并且海参的色泽显示较为均匀，水中浸泡不会掉色。人造海参颜色黑得发亮，水一浸泡就会掉色。
二看外形	真海参的参刺长短不一，无残缺，表面无损伤。而人造海参用手摸起来就弹性不大，太过于整齐，容易受到损伤。
三看内脏	真海参即使将内脏全部掏空，在其内壁也会残留筋状痕迹。而如果是人造海参的话则内部是光滑的，没有任何痕迹，而且两端封闭，没有开口。

孕妈妈在选购水发的海参时也要注意，有不法商家会在泡制海参的时候加入火碱、福尔马林等来使得海参好看、分量重，但残留在海参中的这类药剂人食用后会严重危害身体健康。因此需要注意以下几点：

（1）水发的海参如果体积很大，超过正常体积范围的不宜购买。

（2）水发海参捏其肉质，比较硬的不宜购买。

（3）拿起海参去嗅闻味道，如有刺鼻的气味不宜购买。

（4）对于比较大的海参，一掐就易碎的不宜购买。

🍃 孕妈妈本月最佳膳食

胡萝卜爆鸭丝

原料 烧鸭或卤鸭600克，胡萝卜丝50克，笋丝30克，芹菜丝、红干辣椒丝各20克，姜丝、蒜蓉各10克，料酒、生抽各1匙，盐、白糖、醋、香油、食用油各适量。

做法

①将鸭骨剔除，取全部鸭肉，连皮切丝；油锅烧热，下蒜蓉、红干椒丝爆香，将鸭丝、姜丝、笋丝及胡萝卜丝放入，大火翻炒。

②淋入料酒及生抽，放入盐、白糖调味，加入芹菜丝，翻炒数下，淋入醋、香油，炒匀即可。

时蔬鸡蛋卷

原料 鸡蛋2个，面粉50克，胡萝卜、黄瓜各半根，盐和食用油适量。

做法

①将黄瓜、胡萝卜切丝，鸡蛋打散，备用。

②鸡蛋液中放入面粉、盐、黄瓜丝、胡萝卜丝搅匀。

③锅中放油烧热后，倒入鸡蛋液，待两面煎至金黄，从一侧卷起出锅切段即可。

枸杞花生烧豆腐

原料 豆腐300克，花生仁30克，枸杞10克，葱花少许，盐、鸡精各1匙，水淀粉2匙，食用油适量。

做法

①将豆腐洗净，切大块，下油锅炸成金黄色；花生仁炸熟备用。

②热锅，煸香葱花，放豆腐块、枸杞和适量水，煮10分钟，加盐，勾芡后放花生炒匀，撒上葱花即可。

肉末鸡蛋羹

原料 肉末50克，鸡蛋2个，姜末少许，盐、食用油各适量。

做法

①肉末切碎，放入适量姜末、盐，调味。

②鸡蛋搅匀，倒入适量水至鸡蛋不黏稠。

③将肉末倒入搅拌好的鸡蛋液中，上蒸锅蒸15分钟左右即可。

豆芽平菇汤

原料　豆芽、平菇各100克，盐2匙，鸡精、香油各适量。

做法

①将豆芽择洗干净；平菇洗净，用手撕成条。

②锅置火上，放水烧开，放入豆芽氽烫约3分钟，再加入平菇条略氽烫2分钟，加盐、鸡精调味，熟后淋入香油即可。

海参豆腐汤

原料　涨发海参100克，豆腐150克，冬笋片、黄瓜片各30克，香油、生抽、盐各适量。

做法

①豆腐先从中间对切，再切片；海参切段，装碗备用。

②锅中放豆腐片、海参段、冬笋片，加水烧开，再转小火煮，加生抽、盐，放黄瓜片，淋香油拌匀后装盘即可。

大蒜海参粥

原料　涨发的海参100克，去皮大蒜30克，水发大米100克。

做法

①去皮的大蒜对切两半，装碗备用；涨发洗净的海参切片，装碗备用。

②将洗净的大米放入锅内，加水，小火煮45分钟；锅内放海参，续煮10分钟。

胡萝卜汁

原料　胡萝卜100克，纯净水适量。

做法

①将胡萝卜洗净后，均匀地切成小块。

②取出备好的榨汁机，然后倒入胡萝卜块。

③在榨汁机中注入适量纯净水，盖好盖子，启动榨汁机按钮，将胡萝卜搅打成汁。

④将榨好的胡萝卜汁装入干净的杯子中即可。

孕妈妈本月
要警惕的疾病

妊娠高血压

症状及原因

妊娠高血压综合征简称妊高征，是妊娠期妇女特有的疾病，以高血压、水肿、抽搐、昏迷、心肾功能衰竭，甚至母子死亡为特点。

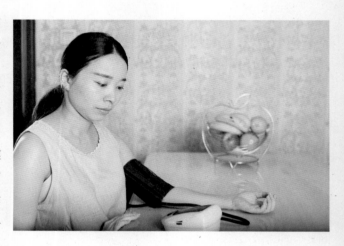

本病严重影响母婴健康，是孕产妇发病和死亡的主要原因之一。常在妊娠20周后出现高血压、水肿、蛋白尿。

轻者无症状或轻度头晕，血压轻度升高，伴水肿或轻度蛋白尿；重者头痛、眼花、恶心、呕吐、持续性右上腹痛等，血压升高明显，蛋白尿增多，水肿明显，甚至昏迷、抽搐。

目前对妊高征的致病原因仍不确定，但年龄小于等于20岁或大于35岁的初孕妈妈，营养不良、贫血、低蛋白血症者患该病的概率要高于其他人。妊娠高血压的危害主要是导致孕妈妈全身小动脉痉挛而使各脏器产生病变，严重时危及生命。

孕妈妈在孕期要定期检查身体，发现异常后要及时给予治疗和纠正，从而减少妊娠高血压的发生并阻止其发展，避免妊娠高血压带来危害。

调理方法

（1）调节饮食：在饮食上要适当限制盐的摄入量，注意多食用高蛋白质食物，保证足够的热量供应。常吃具有利尿、降压功效的食物，如芹菜、葡萄、鱼肉等。

（2）注意休息：采取左侧卧位以减少子宫对下腔静脉的压迫，使下肢以及腹部血液充分流回到心脏，以保证肾脏及胎盘的血流量。

（3）保证充足的睡眠：患此症的孕妈妈有必要时可借助药物辅助入睡。

腿抽筋

症状及原因

孕期腿抽筋即孕期下肢肌肉痉挛，一般表现为腓肠肌（俗称小腿肚）和脚部肌肉发生疼痛性收缩。孕期抽筋在孕期任何时间都会出现，通常发生在夜间，可能伸个懒腰，脚底、小腿或腹部、腰部肌肉就会抽筋。

造成孕妈妈腿抽筋的原因：孕妈妈怀孕期间走太多路、站得太久，会令小腿肌肉的活动增多，腿部肌肉负担增加，导致局部酸性代谢产物堆积，引起痉挛。

孕妈妈钙质补充不足，低钙会增加肌肉及神经的兴奋性，导致肌肉收缩，继而出现抽筋。由于夜间血钙水平常比日偏低，故抽筋多在夜间发作。

孕妈妈过度摄入富含蛋白质的食物，致使糖类的代谢受阻，导致酸性代谢产物堆积，引起电解质紊乱，而电解质紊乱的表现之一就是抽筋。

此外，孕妈妈睡眠姿势不好，长时间仰卧或长时间俯卧会使小腿某些肌肉长时间处于绝对放松状态，也容易引起腿抽筋。

轻度的抽筋可以通过适当按摩和饮食调养。如果抽筋程度比较严重，应及时就医。

调理方法

（1）多吃含钙质和维生素的食物：保证钙质和维生素等营养物质的摄入，例如多喝牛奶，适量吃豆制品等，也可以适当吃些钙片。

（2）按摩脚部：临睡前可用温水洗脚，洗后用双手在脚踝处，由后往前加以按摩脚部，每次约15分钟。

（3）改变睡眠姿势：睡觉前将脚部稍微垫高，腿伸直、膝不要弯曲，这有助于孕妈妈减缓半夜腿抽筋的症状。

孕妈妈本月
健康指导

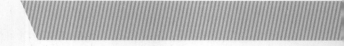

多摄取植物油

孕妈妈在怀孕期间适当多吃些植物油，宝宝出生后，患湿疹的可能性会减少，另外头发也会变好。因此孕妈妈要适当多吃玉米油、花生油、橄榄油等。

每周吃一次动物内脏

动物内脏富含优质蛋白质，且还富含维生素和矿物质。本月，孕妈妈对维生素、矿物质的需要量明显增加。

少去拥挤的场所

人多拥挤的场合容易发生意外，孕妈妈在人多拥挤的地方挤来挤去，会有摔倒、撞到肚子的可能，严重时可引起流产或者早产。而且人多拥挤的场合必然人声嘈杂，形成噪声，对胎儿发育十分不利。

另外，拥挤的场合易传播疾病。公共场合中各种致病微生物的密度远远高于其他地区，尤其是传染病流行期间，孕妈妈很容易传染上病毒和细菌。这些病毒和细菌对于一般健康人来说可能影响不大，但对孕妈妈和胎儿来说却是比较危险的。

养成良好的睡眠习惯

要养成良好的睡眠习惯，提升睡眠的质量，首先就要改掉半夜才入睡的不良习惯，建立身体生物钟的正常节律。每天晚上保证在 11 点之前进入睡眠。睡前用温热水浸泡双足，喝一杯牛奶，这都可以帮助孕妈妈尽快入睡。

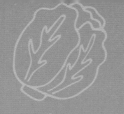

Part

7

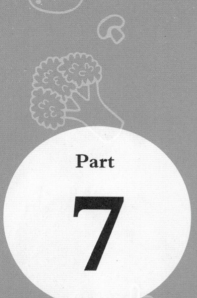

孕 6 月：孕味
十足的孕妈妈

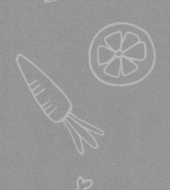

❧ 孕妈妈本月最佳食材

香蕉

别 名	蕉果

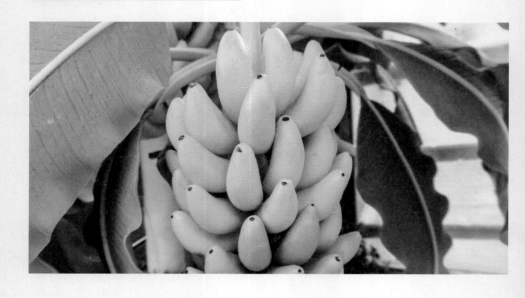

香蕉的营养与作用

　　香蕉香味浓郁，果肉软滑，味道香甜。营养高而热量低，含有丰富的蛋白质、钾、维生素A和维生素C、膳食纤维等，是孕妈妈适宜吃的营养水果。

　　香蕉含有一种特殊的氨基酸，能帮助人体制造"开心激素"，减轻心理压力，解除忧郁，令人快乐开心。香蕉含钙量高，可以给孕妈妈补充钙元素。香蕉中的纤维素可润肠通便，对于患便秘、痔疮的孕妈妈大有益处。孕妈妈常吃香蕉可防止孕期高血压，因为香蕉可提供较多的能降低血压的钾离子，有抵制钠离子升压及损坏血管的作用。

香蕉是钾的极好来源，并含有丰富的叶酸；而孕妈妈体内叶酸、亚叶酸和B族维生素的储存是保证胎宝宝神经管正常发育，避免无脑、脊柱裂严重畸形发生的关键性因素。

建议孕妈妈每天吃一根香蕉就可以了，不要吃太多，食用太多会因胃酸分泌减少而引起胃肠功能紊乱和情绪波动过大。

香蕉中含有较多的镁、钾等元素，这些矿物质元素虽然是人体健康所必需的，但若在短时间内一下子摄入过多，易引起血液中镁、钾含量急剧增加，造成体内钾、钠、钙、镁等元素的比例失调，对健康产生影响。

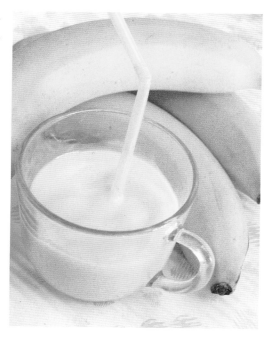

安全选购香蕉

一看颜色	挑选香蕉时，要选择颜色纯黄色的。时间越长，香蕉颜色越暗，而且会有黑色斑点，口感就不好了。
二看蕉把	蕉把颜色略微带点青色，这样的香蕉才是比较新鲜的。蕉把越黑说明采摘的时间越久，不宜选购。
三看长短	香蕉宜选择长短适中，重量中等的，否则香蕉长得个头过大，反而没有香蕉味了。大小适中的香蕉相对口感比较好。

豌 豆

别名	雪豆、寒豆

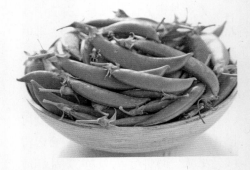

豌豆的营养与作用

　　孕妈妈在孕期适当吃豌豆很有好处。豌豆中含有大量的优质蛋白质，并且含有人体所必需的8种氨基酸，孕妈妈吃豌豆能提高免疫力，为胎宝宝提供健康的发育环境。豌豆中含有的膳食纤维，可以促进孕妈妈的肠蠕动，有效预防孕中期的便秘问题。

　　豌豆中含有丰富的胡萝卜素，具有润泽皮肤的作用。能够让孕妈妈在孕期也能保持一个好肤色，还能防止孕妈妈体内致癌物质的合成，从而减少癌细胞的形成，降低孕妈妈罹患癌症的概率。

　　孕妈妈消化不良的时候最好不要吃豌豆，以免加重不适症状。孕妈妈不仅可以在孕中期吃豌豆，产后也可以吃，有通乳的效果。

安全选购豌豆

一看外观	选择籽粒饱满、色泽鲜绿、没有虫蛀的好豌豆，口感佳、营养价值高。
二看颜色	剥开豌豆，如果豌豆肉和表皮一样是绿色的，则是好的豌豆。如果豌豆肉稍微发白，则可能是外表染过色的豌豆。
三听声音	选购带有豆荚的豌豆时，抓一把豆荚，看能不能弄得豆荚声音作响，如果有响声则是较好的豌豆。
四感质地	用手捏豌豆，较老的豌豆要比新鲜的豌豆更硬一些。新鲜豌豆的豆肉不会明显分开，而老豌豆的两瓣豆肉会自然分开。

冬瓜

别名	白瓜、白瓜皮、白瓜子、地芝、东瓜

冬瓜的营养与作用

冬瓜有很好的美容功能，常吃冬瓜可使孕妈妈保持皮肤洁白如玉，润泽光滑，并可保持形体健美。孕妈妈吃冬瓜还可以有效治疗孕期妊娠水肿，还有利尿消肿、生津止渴的作用。

冬瓜富含铜，铜是人体健康不可缺少的微量营养素，孕妈妈常吃冬瓜，可以促进胎宝宝血液、中枢神经、免疫系统、头发、皮肤和骨骼组织以及脑、肝、心等内脏发育。

冬瓜富含糖类及多种维生素对胎宝宝大有好处，可以促进胎胎宝宝健康发育。

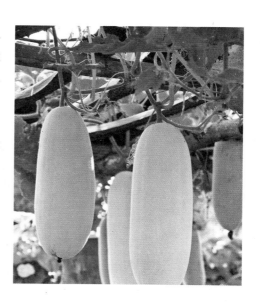

安全选购冬瓜

一挑外皮	在挑选冬瓜的时候看一下外皮是否有划痕或破损，挑选表面光滑，完好无损的冬瓜为宜。
二挑颜色	大多数的冬瓜外皮呈墨绿色，有的冬瓜表面会附着一层白霜，这类冬瓜较为新鲜。

茶树菇

| 别名 | 茶薪菇 |

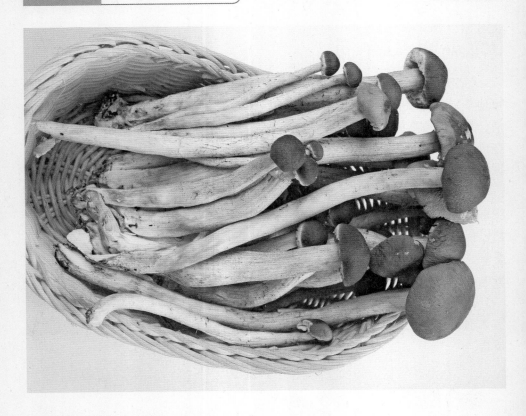

茶树菇的营养与作用

　　孕妈妈在怀孕期间，胎宝宝生长发育需要更多的蛋白质，每100克干茶树菇中含蛋白质14.2克，远高于肉类、蔬菜、水果，属于高蛋白食用菌。孕妈妈多吃茶树菇，可以补充蛋白质。

　　孕妈妈吃茶树菇还可以预防罹患孕期缺铁性贫血，干茶树菇每100克含铁42.3毫克，远远高于其他菌类。建议孕妈妈吃茶树菇用煲汤的方式，可以缓解孕中期的水肿症状。

安全选购茶树菇

一看菌盖	好的茶树菇菌盖不仅完整，而且厚度合适，类似小纽扣或者食指甲大小，开伞的茶树菇若是盖厚，则是好的。
二看菌柄	茶树菇的菌柄，好的茶树菇菌柄只有食指的1/4～1/3粗细，越粗质量越差，也就说明茶树菇越老。
三看未开伞	茶树菇的菌盖呈圆形，小而厚，菌盖底下有白膜，未张开，在选择茶树菇的时候尽量选择这一类的。
四看色泽	茶树菇因其颜色而得名，所以茶树菇的颜色以自然茶色为好。

在挑选茶树菇的时候最容易忽略的一点，就是茶树菇的粗细、大小是否一致。如果茶树菇大小不统一的话，就说明这些茶树菇不是一个生长期的，也就是说，这里面掺有陈年的茶树菇。

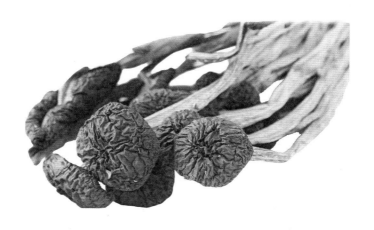

猪肝

别名	血肝

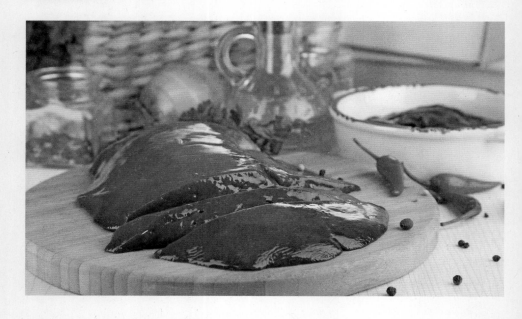

猪肝的营养与作用

猪肝中含有丰富的铁，是天然的补血佳品，可预防缺铁性贫血。猪肝中还含有一般肉类食品中缺乏的维生素C和微量元素硒，能增强孕妈妈的免疫力和抗氧化、防衰老能力，并能抑制肿瘤细胞的产生，很适合怀孕6个月的孕妈妈食用。

孕妈妈经常食用动物的肝脏不仅可以补血，而且猪肝中含有的维生素A，可以促进胎胎宝宝的视力发育。

猪肝中的胆固醇含量很高，不能过量食用，建议孕妈妈每周吃猪肝1～2次，每次25克左右。为使猪肝中铁更好地得到吸收，建议孕妈妈食用猪肝时要坚持少量多次的原则，每次的摄入量越大，吸收率越低。

而患有高血压、肥胖症、冠心病及高脂血症的孕妈妈不宜过多食用猪肝，以免加重病情。

猪肝的安全问题

需要提醒的是，营养专家不建议孕妈妈在饭馆里点熘肝尖这类的菜。这道菜不光用油比较多，而且往往会炒不透，一般也就是八九成熟。而肝脏中残留的一些毒素都要高温烹调、彻底加热才可以吃。

孕妈妈在家里自己做猪肝时，烹调的时间可以稍微放长一点，这样有害物质基本上就被"消灭"干净了。烹调要熟，不可求嫩，切忌"快炒急渗"，更不可为求鲜嫩而"下锅即起"。要做到煮熟炒透，使猪肝完全变成灰褐色，看不到血丝才好，这样才能确保食用安全。

猪肝的清洗处理也至关重要。因为猪肝含有较多毒素，一定要清洗干净才能吃。孕妈妈在购买肝脏的时候要注意去正规超市或者熟食店去买，回家之后必须反复用流水彻底清洗干净，在水中浸泡30分钟，防止有毒素、杂质残留。

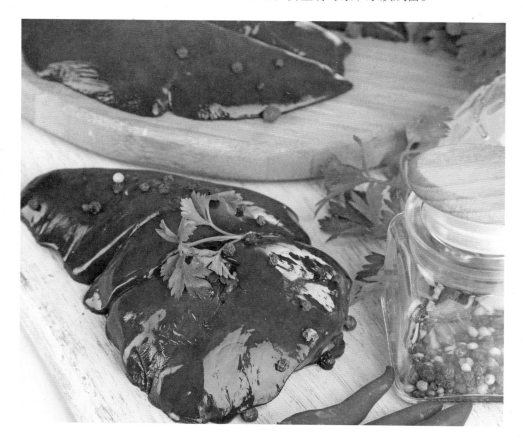

安全选购猪肝

一看颜色	质量优良的猪肝呈深褐色，如果颜色发红，甚至发紫，这样的就属劣质猪肝；如果猪肝的边缘发黑，则说明放置时间较长，不宜购买。
二感质地	用手指稍微用力去戳猪肝，猪肝质地柔软，这样的猪肝则是质量较好的。如果很硬的猪肝，则不要购买。
三看价位	购买猪肝的时候要去正规超市或者熟食店去买，便宜的猪肝质量较难保证，应选择通过检疫的禽畜肝脏，病死或死因不明的禽畜肝脏一律不能食用。

孕妈妈对于猪肝的挑选要格外讲究。健康动物的肝脏为红褐色、光滑、有光泽，质软且嫩，手指稍用力可插入切开处，这样的猪肝做熟后味道鲜嫩。

猪肝常有一种特殊的异味，猪肝洗干净后剥去薄皮，放入盘中，加放适量牛奶浸泡，几分钟后就可以除掉异味了。

猪肝要现切现做，新鲜的猪肝切后放置时间一长胆汁会流出，不仅损失养分，而且炒熟后会有许多颗粒凝结在猪肝上，影响外观和质量，所以猪肝切片后应迅速使用调料和湿淀粉拌匀，并尽早下锅。

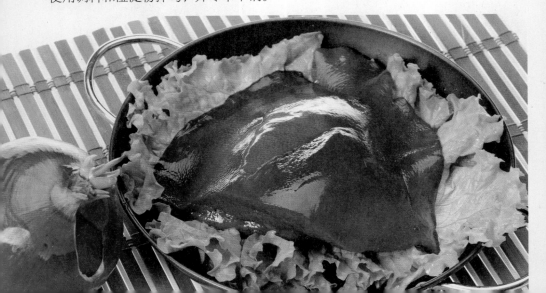

虾

别名	河虾、草虾

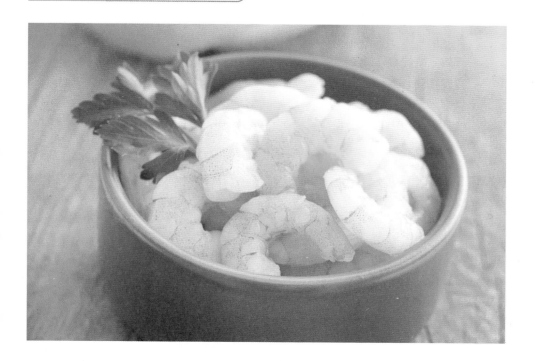

虾的营养与作用

　　孕妈妈在怀孕期间可以适量多吃些虾。因为虾可以补充孕妈妈身体中所需蛋白质和钙、锌等营养元素，这样不但可以促进胎宝宝骨骼的生长，还可以促进其脑部的发育。虾含有丰富的镁，镁对心脏活动具有重要的调节作用，能很好地保护胎宝宝的心血管系统。

　　除此之外，虾含有的牛磺酸还能够降低孕妈妈的血压和胆固醇含量，对预防孕妈妈孕期高血压有一定的作用。

　　只要孕妈妈对虾无不良反应就可以吃，但要适可而止，别吃生的，以免引起肠胃不适。

虾的安全问题

孕妈妈需要注意不能食用死河虾。河虾中含有丰富的组胺酸，是河虾呈味鲜的主要成分。河虾一旦死亡，组胺酸即被细菌分解成对人体有害的组胺物质。

此外，河虾的胃肠中常含有致病菌和有毒物质，死后极易腐败变质。而且随着河虾死亡时间的延长，所含有的毒素积累得更多，孕妈妈吃了死河虾便会出现食物中毒现象。而吃不完的河虾要放进冰箱冷藏，下次食用前再加热。

孕妈妈需要注意吃虾的时候不能与一些水果一起吃。虾含有比较丰富的蛋白质和钙等营养物质，如果把它们与含有鞣酸的水果，如葡萄、石榴、山楂、柿子等同食，不仅会降低蛋白质的营养价值，而且鞣酸和钙离子结合形成不溶性结合物刺激肠胃，会使孕妈妈出现呕吐、头晕、恶心和腹痛腹泻等症状。海鲜与这些水果同吃至少应间隔2小时。

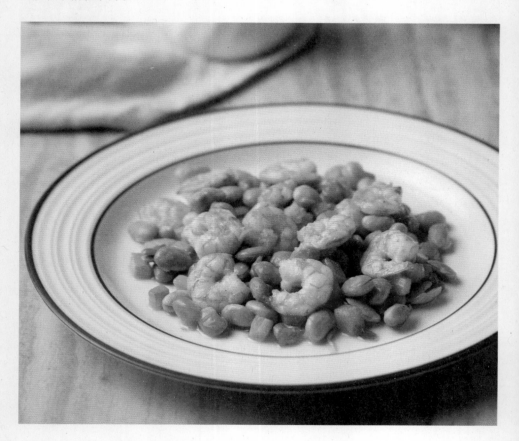

安全选购虾

如何选择优质的虾？营养师告诉你可以从以下四个方面来选购。

体形弯曲	目前，很多朋友都不太喜欢体形弯曲的虾来食用，主要是因为这样的虾一般看上去个头都比较小，而且不容易去壳。可是大家并不知道，新鲜的虾是要头尾完整，头尾与身体紧密相连，虾身较挺，有一定的弹性和弯曲度的。如果你选择的虾头与体、壳与肉相连松懈，头尾易脱落或分离，不能保持其原有的弯曲度，那么它很有可能是不新鲜的虾，更有可能是死虾。
体表干燥	鲜活的虾体外表洁净，用手摸有干燥感。但当虾体将近变质时，甲壳下一层分泌黏液的颗粒细胞崩解，大量黏液渗到体表，摸着就有滑腻感。如果虾壳黏手，说明虾已经变质。
颜色鲜亮	虾的种类不同，其颜色也略有差别。新鲜的明虾、罗氏虾、草虾发青，海捕对虾呈粉红色，竹节虾、基围虾有黑白色花纹略带粉红色。如果虾头发黑就是不新鲜的虾，整只虾颜色比较黑、不亮，也说明已经变质。
肉壳紧连	新鲜的虾壳与虾肉之间黏得很紧密，用手剥取虾肉时，虾肉黏手，需要稍用一些力气才能剥掉虾壳。新鲜虾的虾肠组织与虾肉也黏得较紧，如出现松离现象，则表明虾不新鲜。

孕妈妈本月最佳膳食

盐水虾

原料 鲜虾250克，姜末适量，水500毫升，盐5克，醋适量。

做法

将鲜虾洗净，放入锅内，加水、盐煮熟，食时去壳，蘸由醋和姜末调和的汁食用即可。

毛豆炒虾仁

原料 虾仁150克，鲜毛豆200克，胡萝卜丁50克，鸡蛋清少许，葱末、姜末、鸡精、盐、胡椒粉、料酒、水淀粉、食用油、干淀粉各适量。

做法

①将虾仁放入碗中，加葱末、姜末、盐、胡椒粉、料酒，拌匀腌一下，然后拌入蛋清及干淀粉。

②热锅烧油，将毛豆速炒，放入拌好的虾仁、胡萝卜丁翻炒，加鸡精、盐、水淀粉、料酒，炒匀后装盘即可。

胡萝卜炒猪肝

原料 猪肝200克，胡萝卜100克，干黑木耳10克，蒜片、姜丝各适量，料酒、盐、淀粉各1匙，胡椒粉、食用油各适量。

做法

①将黑木耳用温水泡发洗净，撕成小朵备用；将猪肝洗净切片，用料酒、胡椒粉、盐、淀粉拌匀；胡萝卜洗净、切片备用。

②热油锅倒入猪肝片，炒至变色盛出；热油锅倒入姜丝、蒜片爆香，加入胡萝卜片、黑木耳、盐翻炒，加入猪肝片，翻炒至熟即可。

素炒冬瓜

原料 冬瓜150克，食用油、盐、水各少许。

做法

①将冬瓜去皮后切成片。

②在炒锅内倒油，锅热后将切片的冬瓜倒入锅内翻炒1分钟。

③倒入适量清水后，翻炒约2分钟至冬瓜熟软。

④撒少许盐炒匀即可起锅。

虾皮烧冬瓜

原料 冬瓜250克，虾皮3克，植物油、水、盐各适量。

做法

①将洗净冬瓜去皮，切成块；虾皮洗净。

②锅置火上放植物油烧热，放入冬瓜块翻炒，加入虾皮、盐、水调匀，加盖，烧透入味即成。

冬瓜小排汤

原料 排骨150克，冬瓜50克，葱、姜、盐各适量。

做法

①将冬瓜去籽洗净后带皮切成块，姜切成片，葱切成末。

②将排骨焯烫后洗净，在砂锅中加清水、排骨、姜片煮开，撇去浮沫，中小火炖1小时左右。

③在砂锅中下冬瓜，冬瓜熟后放盐再煮5分钟，撒上葱末即可。

状元及第粥

原料 猪肝100克，瘦肉、猪肚各30克，大米50克，盐、料酒、白糖、胡椒粉、姜丝、食用油各适量。

做法

①将大米洗净，用少量油拌匀，生姜洗净切丝。

②猪肚用开水氽烫后放入锅内煮1小时后切开备用。

③猪肝、瘦肉切块，放姜丝、盐、白糖、料酒略腌。

④大米煮成粥后，放入所有食材煮熟后用盐、胡椒粉调味，撒入姜丝即可。

香蕉酸奶

原料 香蕉120克，酸奶60克。

做法

①香蕉取果肉切成小块。

②取备好的榨汁机，选择搅拌刀座组合，倒入香蕉和酸奶，盖上盖子。

③选择榨汁功能，榨出果汁。

④断电后倒出果汁，冷藏后装入杯中即成。

孕妈妈本月
要警惕的疾病

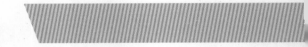

下肢静脉曲张

症状及原因

静脉曲张是孕期中十分常见的症状，特别是下肢常会发生。

怀孕期间分泌的激素会导致肌肉松弛，而体内增加的血液却为血管增添了额外的压力，使血管扩张，加之孕妈妈体重的增加，静脉内的瓣膜异常而导致回流障碍，血管扩张扭曲，甚至高出皮肤而呈静脉曲张。

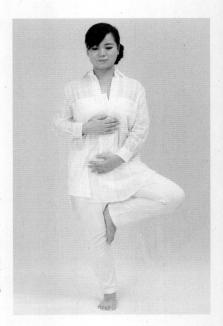

孕妈妈若站立太久就容易发生静脉曲张。孕妈妈下肢静脉曲张，会使下肢酸胀不适并伴有钝痛感，同时肢体会感到沉重、乏力。在久站后上述感觉会加重，通过平卧、肢体抬高则可缓解。若是不引起关注，则会使静脉壁受损，静脉隆起、扩张、迂曲，以小腿内侧大隐静脉走行区明显。

调理方法

（1）避免久站：下肢静脉曲张会在长久站立后加重，孕妈妈要注意避免久站。

（2）穿着弹性袜：孕妈妈要选择弹性大的袜子，在穿袜子时应先把脚抬高10分钟，让血液回流后，再慢慢将弹性袜穿上。弹性袜可避免勒住孕妈妈的脚踝，加重静脉曲张。

（3）睡觉时抬高小腿：孕妈妈在晚上睡觉时，可以在小腿下垫上一个高枕头，让脚抬高，使腿部血液回流顺畅。

孕期胃胀气

症状及原因

　　孕期胃胀气多发生在怀孕中后期，表现为恶心、胃痛、胀气、呼吸困难等。其实孕期胃胀气是正常的现象，孕妈妈们不必过多担心。

　　怀孕约5个月以后，孕妈妈会觉得肚子比孕初期更容易发胀，其实这是由于黄体酮的不良反应引起的。而且怀孕中后期，子宫也会逐渐扩大，胎宝宝开始压迫到腹部上方，也就是上肠胃，包括胃、十二指肠的部位，这使得肠管不容易蠕动，造成胃里的食物不容易消化吸收，致使体内气体增多，形成胃部胀气。

调理方法

　　（1）多吃一些含纤维素较多的食物：孕妈妈可以多吃一些蔬菜和水果，因为这些食物里面富含膳食纤维，可以促进肠蠕动，帮助减缓孕期胃胀气的症状。

　　（2）多喝温水：如果体内积存有大便，没有及时排出，会加重胀气。所以孕妈妈更应该多喝温水，能够促进排便，减缓胀气。注意不要喝冷水，冷水可能会造成肠绞痛。

　　（3）少吃多餐：胃部发生胀气时大量进食食物，只会增加肠胃的负担，产生更严重的胀气。建议孕妈妈少吃多餐，不要一次进食过多的食物，也不要只吃流质的食物，因为流质食物不一定就是好消化的，可以选择半流质食物。

　　（4）少吃容易产生气的食物：有些食物在体内消化的时候很容易产生气体，如：豆类、油炸食物、马铃薯等。要避免喝苏打类饮料，苏打在胃里会产生气泡，加重胀气的感觉。

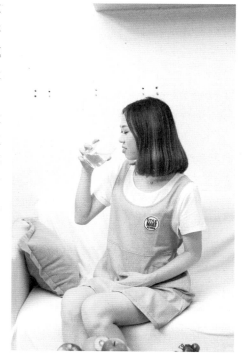

孕妈妈本月
健康指导

多吃含膳食纤维的食物

　　膳食纤维可以软化大便，促进肠蠕动，还可以辅助降低血糖、血压。孕期增加膳食纤维的摄取其实很容易做到，多吃粗粮、水果及新鲜蔬菜即可。这类食物包括：大豆、红小豆、绿豆、芹菜、竹笋、桃子、香蕉、苹果、燕麦等。

适量吃坚果类食物

　　坚果类食物主要有核桃、杏仁、榛子、葵花子、南瓜子、花生等。这些食物中含有大脑发育必需的脂肪酸以及增强记忆力、提高智力水平的磷脂和胆固醇，对胎胎宝宝的大脑发育是非常有利的。建议孕妈妈多吃坚果类食物，以促进胎宝宝的大脑发育。

进食要细嚼慢咽

　　怀孕后，孕妈妈胃肠、胆囊等消化器官所有肌肉的蠕动减慢，消化腺的分泌也有所改变，会导致消化功能减退。此时吃东西一定要注意细嚼慢咽，使唾液与食物充分混合，同时也能有效地刺激消化器官，促使其进一步活跃，吸收更多营养素。另外，细嚼时分泌的唾液对牙齿会起到冲洗作用，能减少龋齿的发生。

运动时的注意事项

　　孕期锻炼时要多喝水，充分休息。如突然感到头晕、呼吸不畅，或者心跳加快、重心不稳等，要立即停止运动，仔细观察；如果血压较高降不下来，头特别疼痛、阴道有流血、有羊水流出、心律失常等情况之一的，应尽快就医。

Part

8

孕 7 月：日渐
蹒跚的孕妈妈

❧ 孕妈妈本月最佳食材

黑豆

别名	乌豆、黑大豆、稽豆、马料豆

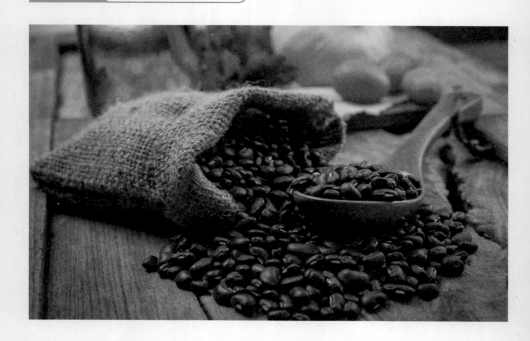

黑豆的营养与作用

　　黑豆是大豆的一种，营养价值高，孕妈妈多吃还有益脾补肾、美容养颜、抗衰老的作用。

　　黑豆含有丰富的蛋白质，孕妈妈吃黑豆可以补充蛋白质、提高身体的免疫力、增强抵抗力、消除怀孕带来的疲劳感。许多孕妈妈怀孕容易患上产前忧郁症，黑豆含有丰富的镁，可以维护孕妈妈肠胃的健康和激素的正常分泌，调节自身神经活动，排除怀孕常有的抑郁情绪。

　　黑豆还有丰富的钙质，孕妈妈吃黑豆可以补充钙质，不仅可以保持身体骨骼的健康，还有利于促进胎宝宝骨骼的健康发育。黑豆中的磷可以促进胎宝宝牙齿、骨骼的健康发育，还可以保护胎宝宝的大脑皮质。

　　孕妈妈吃黑豆，无论是对自身还是胎宝宝都好处多多。黑豆的烹饪方式多样，孕妈妈可以用黑豆来制作黑豆豆浆喝，也可与猪肉、鸡肉、鱼等炖食，还可用来与其他谷物类混合煮粥吃。

黑豆的安全问题

　　黑豆的安全问题是染色黑豆，一些不法商贩将普通大豆染色，变成更贵的"黑豆"，进行售卖。

　　孕妈妈可以这样鉴别黑豆是否染色。正常黑豆在泡水中有掉色的现象，水的颜色会变成紫红色，稀释以后也是紫红色或偏红色。但是染色的黑豆泡出来的水是墨汁一样的黑色，稀释后还是黑色。

　　虽然染色黑豆的原料是普通大豆，并没有安全问题，但是染色剂可能是未经国家允许添加的工业染剂，对孕妈妈会产生伤害。即使是食用色素，对于孕妈妈来说，不仅没有营养价值，还会妨碍其他营养素的吸收。

安全选购黑豆

一看外观	正常的黑豆表面会有一个小白点，如果黑豆经过染色的，小白点也将会全变成黑色。
二看豆衣	黑豆的豆衣比较薄，将黑豆进行染色的话就会渗透其中，剥开后就会发现染色豆衣内侧也变色。剥开豆衣如果里面是白色或者青色的，就是真黑豆。
三擦表皮	真黑豆用力在白纸上擦，不会掉色，而染色黑豆的颜色经摩擦就会留下痕迹。在超市进行选购时，可以用湿巾擦拭黑豆，如果是染色黑豆的话，就会有颜色留在湿巾上。

桃子

别名	佛桃、水蜜桃

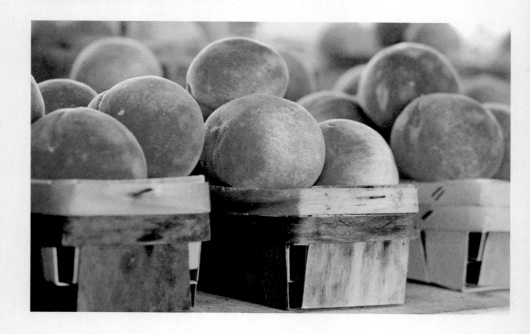

桃子的营养与作用

　　孕中晚期的时候，胎宝宝对铁的需求量特别大，而桃子中含有大量的铁，孕妈妈适当地吃一些对胎宝宝的发育是很有好处的。

　　孕妈妈适当地吃一些桃子对自身也是很有好处的，因为桃子味道甜美，果肉软嫩，而且含有丰富的维生素、矿物质，以及大量的水分，具有养阴生津的作用。

　　孕妈妈在孕中晚期会有下肢水肿的症状，而桃子中含有丰富的钾，能够对水肿产生缓解作用。孕妈妈每天吃适量的桃子，可以缓解这种情况。桃子可以降低血压，妊娠期并发高血压，或者高血压并发妊娠的孕妈妈们都可以吃桃子，对降低血压有一定的效果。

　　需要提醒的是孕妈妈在孕早期最好不要过多吃桃子，否则可能会生热、引起急性流产、出血。在吃桃子前要将绒毛洗净，以免其刺入皮肤，引起皮疹；或吸入呼吸道，引起咳嗽、咽喉刺痒等症。

桃子的安全问题

桃子的外皮层有一种绒毛，有一些不法商贩会用洗衣粉清洗桃子外表，将绒毛洗去，这样的话桃子看上去光鲜漂亮更吸引人。但是这样的桃子对人体健康有很大危害，食用后会出现呕吐、腹泻等症状。

孕妈妈在选购的时候，可以摸一摸有没有绒毛，闻一闻有没有洗衣粉残留的味道，多留心眼儿，挑绒毛多颜色不过于鲜亮的桃子，才比较安全。

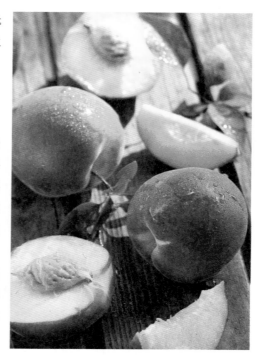

安全选购桃子

一看体型	选购桃子时以果实体型大，形状端正，外表无虫蛀斑点、色泽鲜艳者为较好，桃子顶端和向阳面微微红色，手感不过硬或过软者为优选。
二看果肉	果肉白净，粗纤维比较少，肉质柔软并与果核粘连，皮薄易剥离的桃子为佳。如果果肉色泽暗淡，粗纤维多，果肉硬朗，果皮不易剥离，则不宜选购。
三闻气味	对于油桃品种，还可以闻气味，桃香味越浓表明成熟度越高，否则还不够成熟。水蜜桃可以选择比较柔软一点的，这样的桃子水分比较足、甜度比较高。

橙子

别名	黄果、香橙、蟹橙、金球

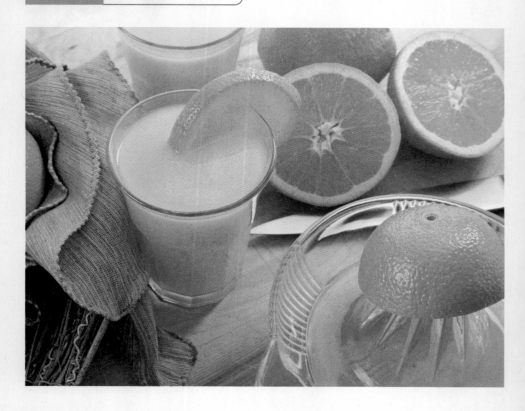

橙子的营养与作用

　　橙子中含量丰富的维生素C、维生素P，能增强孕妈妈机体的抵抗力，增加毛细血管弹性，还可以降低血中胆固醇含量。橙子中含有的维生素C易于吸收，可以促进胎胎宝宝智力正常发育。

　　孕妈妈在饭前或空腹时不要吃橙子，否则橙子所含的有机酸会刺激胃黏膜。橙子味美但不要吃得过多。孕妈妈吃太多会引起手、足乃至全身皮肤发黄。

橙子的安全问题

　　孕妈妈需注意橙子的食品安全问题。市面上有很多染色橙子和用工业蜡代替食用蜡涂抹橙子。孕妈妈要谨防买到这种不安全的橙子。孕妈妈在选购橙子的时候用湿纸巾擦拭橙子表面，如果是染色橙子，就会有掉色现象呈现在湿巾上，这样的橙子一定不能购买。

安全选购橙子

一看果脐	果脐越小口感越好。
二掂分量	同等大小的橙子，分量沉的比较好，水分相对较为充足。
三看橙皮	橙皮密度高、厚度均匀且稍微硬一点的，这样的橙子口感佳。

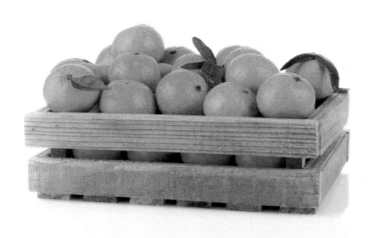

香 菇

香菇的营养与作用

香菇的营养价值很高，很适合孕妈妈在孕中晚期食用，为胎宝宝补充营养。香菇含有双链核糖核酸类，还含有一种多糖类，这些特质可以通过增强孕妈妈的免疫力来提高机体对病毒的抗击力，具有调节机体免疫功能的作用。

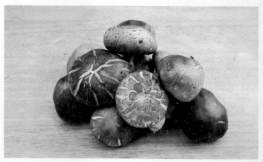

香菇中含有7种人体所需氨基酸，能够满足胎宝宝的生长发育需要，同时也是胎宝宝细胞分化、器官形成的最基本的物质。香菇中的有效成分麦角固醇，在经太阳光照射后，可以转变成维生素D。维生素D是机体调节钙、磷代谢不可缺少的物质，它可以促进骨组织的成长钙化，对于胎宝宝的骨骼发育也是大有益处的。

安全选购香菇

一闻味道	新鲜香菇都有一股浓浓的属于香菇本身的鲜味，如果闻到的是一种异味，很有可能是不良商贩为了给香菇保鲜而用甲醛去浸泡的，这样的香菇吃了对人体有危害，不能购买。
二看外观	选择菇形完整、菌肉厚、大小适宜、外表不黏滑、没有霉斑的香菇，这一类香菇是佳品，口感味道较好。
三看颜色	好的香菇的颜色为黄褐色。如果颜色发黑，用手轻轻一捏就破碎的香菇，则表明已经不新鲜了，不宜购买。

带鱼

别名	裙带鱼、海刀鱼、鞭鱼、白带鱼

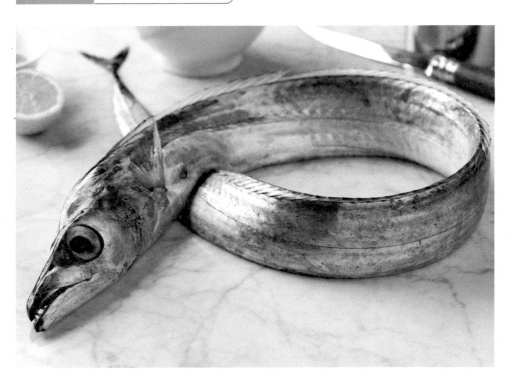

带鱼的营养与作用

带鱼是海鱼的一种，孕妈妈在孕期吃一些海鱼对身体很有好处，海鱼中的不饱和脂肪酸含量很高，高达70%～80%，对肚子里胎宝宝的发育非常有帮助，可有助于胎宝宝脑细胞及视网膜细胞正常发育。所以孕妈妈在本月多吃一些带鱼吧！

带鱼含有丰富的镁元素，对孕妈妈和胎宝宝的心血管系统有很好的保护作用，有利于预防孕妈妈在孕期患上高血压、心肌梗死等心血管疾病。孕妈妈常吃带鱼还有养肝补血、美容泽肤、养发健体的功效。带鱼容易被消化，蛋白质含量丰富，利用率高，绝大多数为人体需要的各种需氨基酸，孕妈妈吃带鱼有益无害。

带鱼可谓是最常见又美味的海鱼之一，其蛋白质含量在18%左右，脂肪大约为5%，其中又以不饱和脂肪酸为主，对于降低胆固醇很有帮助，是一种理想的滋补食品。

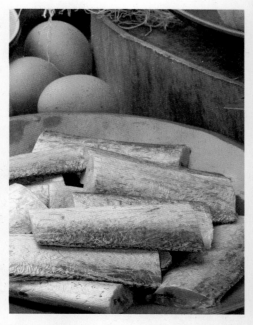

带鱼的安全问题

孕妈妈要警惕不要买到用甲醛泡过的带鱼，有一些不法商贩会在带鱼中加入甲醛进行保鲜。甲醛就是我们平常所说的福尔马林，主要起到增色、防腐、保鲜作用。把甲醛加入到带鱼之中可以延长带鱼的保质期，还能够使得带鱼颜色更鲜亮、更富有弹性。

但是会危害到孕妈妈的身体健康，甲醛属于非法添加物，是国家二级有毒物质。孕妈妈在选购带鱼的时候，一定要闻一下带鱼是否有异味，用手捏肉质看是否结实，不能只看外表的鲜亮程度。

安全选购带鱼

对于冻带鱼，孕妈妈则要采用下面的选购方法：

一看眼睛	眼球凸起、黑白分明、洁净没有脏物的就是好的；如果眼球下陷，眼球上有一层白膜就是次的。
二看冰层	有的带鱼冰层重量是带鱼的一倍，买着便宜吃起来不划算。还有就是没有冰层的，这种鱼价格高但是你可以看到它的银白鳞掉得很多（冰层有保护鱼鳞的作用）。所以我们在选购时要挑那些冰层适中的，这样我们买回去也好保存，不至于把银白鳞弄掉。

对于新鲜带鱼，孕妈妈可以这样选购：

一看色泽	肉厚实，色暗无光泽，肉质松软萎缩者一般是劣质带鱼。
二看鱼鳃	鳃是否鲜红，越鲜红就说明越新鲜。
三看鱼体	呈灰白色或银灰色且有光泽的说明是新鲜的，不能是黄色的，黄色表明不新鲜。同时看银白色"鳞"有没有掉，银白鳞的营养价值很高，里面含有六硫代鸟嘌呤，如果掉得比较多，说明倒腾的次数比较多，是重新包装的，鱼就不新鲜了，同时营养价值也要大打折扣。
四看鱼肚	鱼肚有没有变软破损，发软破裂的就不新鲜。

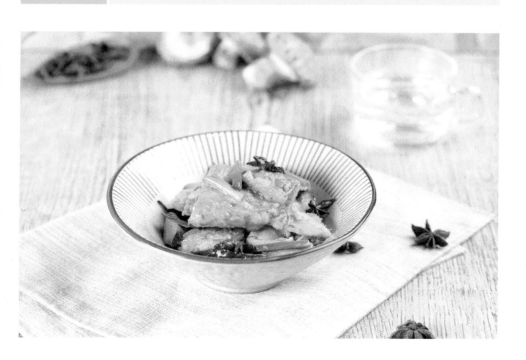

猪蹄

别名	元蹄、猪手、猪脚

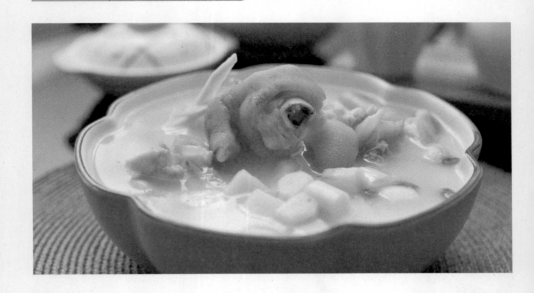

猪蹄的营养与作用

　　猪蹄中除了含有众多的胶原蛋白外，还含有矿物质钙、镁、磷、铁和维生素A、维生素D、维生素E、维生素K等营养素。所以，孕妈妈吃点猪蹄是挺不错的选择。

　　孕妈妈在怀孕的第七个月会时常出现焦虑症，这时吃猪蹄不仅可以补养身体、美容养颜，还能对孕妈妈的情绪起到镇静作用。

　　猪蹄含有丰富的胶原蛋白，而胶原蛋白中的甘氨酸有抑制脊髓运动神经元和中间神经元兴奋的功能。所以，孕妈妈吃点猪蹄，能很好地把自己孕期的这种过度焦虑的情绪调整到正常状态，进而解决失眠、神经衰弱等问题。

　　孕妈妈吃猪蹄能壮腰膝，孕妈妈在怀孕期间，腰部受到生理因素的影响，容易出现腰膝酸痛症状。这个时候，孕妈妈可以选择吃点猪蹄来帮忙。另外，孕妈妈如果在怀孕期间出现了下肢静脉曲张症状，如小腿麻木或抽筋，用猪蹄熬汤喝有很好的辅助治疗效果。

孕妈妈吃猪蹄最常见的吃法是炖汤，配着大豆或莲藕，不仅美味，还营养丰富。孕妈妈吃猪蹄也不能操之过急，应适度食用，为了避免血黏度的上升，孕妈妈在临睡前最好不要吃猪蹄。

猪蹄的安全问题

"美容"猪蹄是用工业烧碱处理过的长得白白嫩嫩的猪蹄，这种猪蹄虽然外观好看，但工业火碱对人体伤害极大，孕妈妈一定要警惕这种"美容"猪蹄。

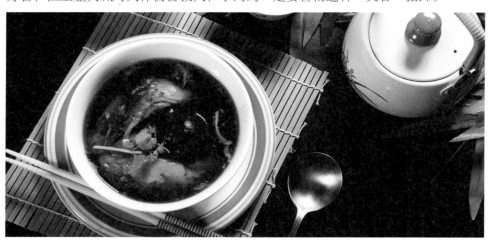

安全选购猪蹄

孕妈妈如何才能买到安全优质的猪蹄？营养师教你三步优选猪蹄：

一看	那些白白胖胖的、又大又嫩的、表面干干净净、毛孔舒张的不能买。我们购买东西都喜欢外观好看的，不法商贩可乘，正是利用这一点，把猪蹄用烧碱美容，以求更大的利润。正常的猪蹄，外观应该是没有那么白，应该很紧实。
二闻	泡过的猪蹄是没有肉的腥味，正常的有肉腥味。
三摸	正常的猪蹄油腻腻的。烧碱泡过的是滑滑的，有洗衣粉般的手感。泡过的猪蹄，用刀轻轻一划，就会破裂。

🍃 孕妈妈本月最佳膳食

凉拌豆角

原料　豆角100克，蒜末、盐、食用油、蒜末各适量。

做法

①将豆角洗净，切成段。

②锅内放水煮开，倒入少许油和盐。

③将豆角放进煮开的水中焯熟。

④捞出沥干水分，摆盘，撒上白醋、蒜末即可。

虾酱炒空心菜

原料　空心菜100克，虾酱、蒜头、盐、食用油各适量。

做法

①将空心菜洗干净，沥干。

②用油起锅，用虾酱和蒜头爆香。

③放入空心菜，翻炒。

④加入盐调味即可。

香菇扒生菜

原料　生菜400克，香菇70克，彩椒50克，盐和食用油各适量。

做法

①将洗净的生菜切开，香菇切小块，彩椒切粒。

②开水锅中放入食用油，倒入生菜，煮至其熟软，捞出待用；再倒入香菇，煮约半分钟，捞出。

③用油起锅，放入清水、香菇、盐拌匀，煮至沸。

④汤汁收浓后，关火待用；取一盘，摆上生菜，盛入炒好的食材，撒上彩椒粒即可。

黑豆炖鲤鱼

原料　鲤鱼1条，黑豆30克，红枣8个，葱半根，姜2片，盐、料酒各2匙。

做法

①将鲤鱼洗净切段；葱洗净切段；红枣洗净去核；黑豆淘洗干净，用清水浸泡1小时。

②锅中放入适量清水并放入鲤鱼段，用大火煮沸后撇去浮物。

③加入黑豆、红枣、葱段、姜片、盐和料酒，用小火煮至豆熟即可。

荠菜牛肉羹

原料　荠菜50克，牛肉150克，葱、姜、盐、食用油、胡椒粉、水淀粉各适量。

做法

①荠菜洗净，切成碎末；牛肉洗净，切碎；葱、姜切末。

②热油锅中放入葱末、姜末炝锅，下入牛肉末，翻炒一会，加荠菜炒匀，加适量清水，大火煮开后，加盐、胡椒粉调味，关小火，下水淀粉勾芡即可。

冬瓜香菇鸡汤

原料　水发香菇30克，冬瓜块80克，鸡肉块50克，瘦肉块40克，高汤适量，盐少许。

做法

①水沸后倒入鸡肉、瘦肉块，汆去血水。捞出沥干，过凉水。

②将锅中注入高汤烧开，倒入所有食材拌匀。

③盖上盖，大火烧开后转中火续煮至食材熟软；揭盖，加盐调味即可。

香菇鱼汤

原料　鲫鱼200克，香菇50克，姜块少量，盐、胡椒粉、食用油各适量。

做法

①在锅内放入适量食用油，待油八成热时，放入姜块，微炒。

②放入清洗干净的鲫鱼，大火翻炒。翻炒动作要快，而且时间不能太长，10～20秒即可。

③加入适量水，大火烧开后，再用小火慢炖10分钟左右，汤色变奶白色。

④放入香菇及胡椒粉，用小火慢熬。待香菇煮熟后，放入盐，微炖2分钟，入味后即可起锅。

蔬菜三文鱼粥

原料　三文鱼120克，胡萝卜50克，芹菜、水发大米各30克，盐少许。

做法

①将芹菜洗净切粒；去皮洗好的胡萝卜切粒；将三文鱼切成片，装入碗中。

②在砂锅注入适量清水烧开，倒入水发大米，慢火煲30分钟至大米熟透。

③倒入胡萝卜粒，慢火煮5分钟至食材熟烂；加入三文鱼、芹菜，拌匀煮沸；加适量盐，拌匀调味即可。

孕妈妈本月
要警惕的疾病

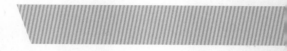

孕期焦虑症

症状及原因

孕妈妈在怀孕的各个阶段都会有不同的心理变化，表现为紧张、烦躁、恐惧以及懊悔等情绪。如果这些情绪不能得到有效的缓解和调整，就会容易患上孕期焦虑症。

孕期焦虑症并不容易发现，因为很多人认为孕妈妈的反常行为是符合正常规律的，过度的焦虑不仅是心理上的不适，还会引起生理上的不适，如头痛、容易燥热、激动等，甚至坐卧不安，造成失眠。孕期焦虑症给孕妈妈的生活带了许多的不愉快，还会影响胎宝宝的健康。

孕期焦虑症常表现为以下几个方面：

（1）时常对周围环境的每个细微动静都充满警惕，过分机警，无时无刻不处在警惕状态。这不仅影响了正常的生活，而且还会导致失眠。

（2）孕期焦虑症患者常常觉得自己不能放松下来，全身紧张。有时候面部绷紧、眉头紧皱、表情紧张、唉声叹气，严重时还会出现一些自残现象。

（3）还有对未来莫名担心，孕妈妈总是莫名担心自己的亲人、自己的孩子、自己的健康等，这是最明显的焦虑症的行为表现。

调理方法

（1）多吃富含膳食纤维的食物：多吃一些含有膳食纤维和维生素比较多的水果和蔬菜，如香蕉、草莓、坚果、木瓜、西红柿、胡萝卜等，可以帮助孕妈妈降燥除烦，缓解焦虑症状。

（2）乐观的心理暗示：孕妈妈可以时刻采用自我心理暗示的方法暗示自己——越是乐观的妈妈，就越能生出健康的胎宝宝。焦虑只是一种情绪状态，只要孕妈妈学会倾诉或者发泄，这种情绪就会被消除。

胃痛和消化不良

症状及原因

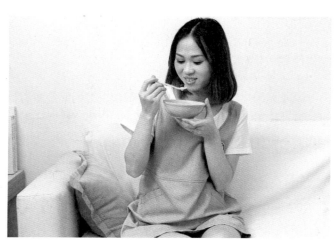

孕妈妈在怀孕中期由于激素的变化和子宫压迫，肠胃功能会减退，而很多孕妈妈又在孕期大量进食高营养食物，导致胃部超负荷运转，造成胃痛和消化不良。症状包括打嗝、胀气、恶心、呕吐、胸闷等。胃痛是发生在餐后或餐前，吃得过多或在太饿等状况下发生的。

若是孕妈妈在怀孕前就有胃病，怀孕后可能会增加病情，建议服用一些乳酸菌类保健品，以促进消化；尽量进食容易消化的食物。

胃部不适通常会伴发一些其他症状，如果伴随胸闷、胃灼热、吐酸水、打嗝等症状，可能是食管疾病。伴随空腹疼痛、饱胀饿痛、打嗝具酸味甚至吐血等症状，可能是胃溃疡。孕妈妈消化不良出现呕吐症状较轻的，不必进行治疗，过一段时间会自然消失。但若是食管疾病和胃溃疡，则需要寻求医生的帮助。

调理方法

（1）饮食调理：每日少食多餐，少吃酸辣、过冷以及油炸食物；吃饭后半小时内不要躺下。适当减少每次的进食量，尤其是其中含糖量较高的食物应减少进食。胃痛时可以喝点粥和汤类。

（2）睡觉时侧卧或半坐卧位：如果孕妈妈胃痛感觉强烈，疼痛难忍时，采取侧卧或半坐卧位可以减轻疼痛。

（3）使用抗酸剂：如果晚上经常胃痛，可在医生指导下使用一些抗酸剂。

孕妈妈本月
健康指导

保证充足的营养

　　这个月胎宝宝的生长速度仍旧很快，孕妈妈要多为胎宝宝补充营养。在保证营养供应的前提下，坚持低盐、低糖、低脂饮食。饮食均衡，多吃蔬菜、水果，少吃难以消化或易胀气的食物，避免腹胀引发血液回流不畅，而使下肢水肿症状更加严重。

多吃"开心"食物

　　孕妈妈要谨防孕期焦虑症，可以吃些让心情愉快的食物来缓解郁闷情绪。香蕉含有一种生物碱，可以振奋精神和提高信心，而且香蕉是色氨酸和维生素B$_6$的超级来源，这些都可以帮助大脑制造血清素，缓解精神压力。牛奶有镇静、缓和情绪的作用，尤其对经期女性特别有效，可以帮她们减少紧张、暴躁和焦虑的情绪。海鱼体内含有一种特殊的脂肪酸，与人体大脑中的"开心激素"有关，经常吃鱼的人，大脑中"开心激素"水平就较高，人也就会神清气爽、心情开朗。而且海鱼中还含有丰富的蛋白质和DHA（二十二碳六烯酸）。

做家务时的注意事项

　　随着妊娠周数的增加，孕妈妈的肚子越来越大，身体负担越来越重，行动也不那么灵活了，所以在做家务时，要以缓慢为原则，同时一定要采用不直接压迫到肚子的姿势。孕妈妈最好能将时间妥善安排，千万不要想全部家事一口气做完，而是要分段进行。

　　孕妈妈做家务时，要以不影响身体舒适为原则。如果突然出现腹部阵痛，这表示子宫收缩，也就是活动量已超过孕妈妈身体可以承受的范围，此时要赶紧停止手里的家务活，并躺下休息。如果还不能缓解不适，就应赶紧就医。

Part

9

孕 8 月：营养的
最后冲刺期

❧ 孕妈妈本月最佳食材

红 豆

| 别 名 | 米赤豆、赤豆 |

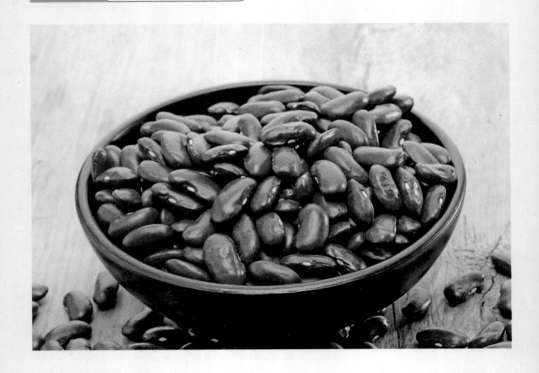

红豆的营养与作用

　　红豆营养丰富，具有多方面的健康作用，红豆有利尿、消除水肿、强心、解毒的功效。红豆糖类含量高，其中淀粉约占64%，其余为戊聚糖、半乳聚糖、糊精和蔗糖等，几乎不含还原糖。红豆蛋白质含量为20.9%～24.0%，氨基酸组成比较合理，赖氨酸丰富，红豆很适合孕妈妈吃，为孕妈妈补充营养。

孕妈妈在怀孕后期极易出现水肿现象，孕妈妈喝红豆汤可以缓解水肿，维护心脏健康，还能提高机体免疫力。红豆还能增进孕妈妈的食欲，促进胃肠消化、吸收。

因为红豆含有丰富的膳食纤维，孕妈妈多吃有利于体内毒素的排除，通便利尿，能够有效预防便秘。孕妈妈在孕晚期吃红豆还可以促进乳汁分泌，为胎儿出生后的哺乳做好准备。

红豆含有多种矿物元素，如钙、磷、铁、铝、铜等，还含有维生素A、B族维生素、维生素C等营养成分，对胎宝宝补充营养、正常发育很有帮助。

安全选购红豆

一看表面	表面色泽呈赤红色，颗粒紧实而饱满，大小均匀，则是优质红豆。如果表皮皱，颗粒暗沉，大小不均，则是劣质红豆。
二闻味道	任何豆子都有本身的豆腥或豆香味。如果闻到异味，则是变质的红豆。
三用盐水沉降法	将红豆完全浸泡在淡盐水中，如果红豆下沉全部浸泡其中则是好红豆。浮在水面上的就不是好红豆。

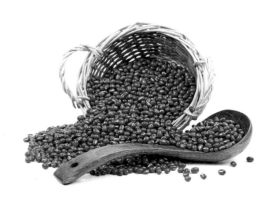

核 桃

| 别 名 | 胡桃、英国胡桃、波斯胡桃 |

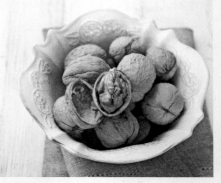

核桃的营养与作用

核桃的营养丰富，每100克含蛋白质15～20克，糖类10克，并含有人体必需的钙、磷、铁等多种元素，以及胡萝卜素、维生素B₂等多种维生素。

孕后期的3个月是宝宝大脑高速发育时期，孕妈妈每天吃3～4个核桃可以补充对胎儿大脑神经细胞有益的营养素。核桃油中含丰富的ω～3及DHA正是胎儿大脑和视觉功能发育所必需的营养成分，微量元素锌、锰等也是组成脑垂体的关键成分。

安全选购核桃

一看颜色	市场上的核桃，有的颜色很白，有的颜色暗黄，还有些发黑。核桃皮其实就是木头材质，越接近木头的颜色说明越接近食物本来面目，有些发白的核桃可能是用一些化学试剂浸泡过或加工处理过，如果核桃恰巧有裂痕或破损，那么说明化学药水浸了入核桃仁。
二看纹路	针对核桃而言，一般花纹相对较多且纹理相对浅一些的核桃比较好，因为这花纹在核桃生长过程中为核桃输送养料，花纹越多，核桃吸收的养料也就越多。
三尝核桃	把剥皮后的白核桃仁放进嘴里咀嚼，若是又香又脆，且没有其他怪味，则为好核桃。若是味道不纯或者有怪味，则是有问题的，建议不要购买。

桑葚

别名	桑果、桑椹子

桑葚的营养与作用

　　孕妈妈在怀孕晚期即将面临分娩，身体的抵抗力和免疫力都比较弱，而桑葚中的高品质的营养，可以帮助孕妈妈增强抵抗力和免疫力，为分娩做好准备。

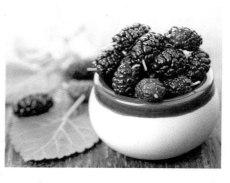

　　桑葚有丰富的营养价值，含有大量的水分、糖类、多种维生素、胡萝卜素及人体必需的微量元素等，特别是含有大量的维生素、活性蛋白，这些对于孕妈妈来说是非常有益的。

　　桑葚中含有的脂肪酸和苹果酸等物质能够促进孕妈妈体内蛋白质、淀粉的消化吸收，加快孕妈妈胃液的分泌，促进孕妈妈的肠胃消化、增强食欲。

　　桑葚内含有较多的胰蛋白酶抑制物——鞣酸，会影响人体对铁、钙、锌等物质的吸收，所以体虚便溏的孕妈妈不宜食用，患有糖尿病的孕妈妈忌食桑葚。

安全选购桑葚

一看饱满程度	一般好吃的桑葚颗粒都会比较大，而且颗粒分布大小一致，水分也很足。细颗粒较小的桑葚可能味道不佳。
二看颜色均匀度	桑葚全身都为紫黑色，且颜色分部很均匀的是品质良好的，入口有甜味且没有带酸的味道。颜色不匀的桑葚，比如紫黑色中带着浅红色的，口感往往是一半甜一半酸或者大部分甜中带少部分酸味，这样的桑葚口感不好，不适宜选购。

白萝卜

| 别名 | 莱菔、罗菔 |

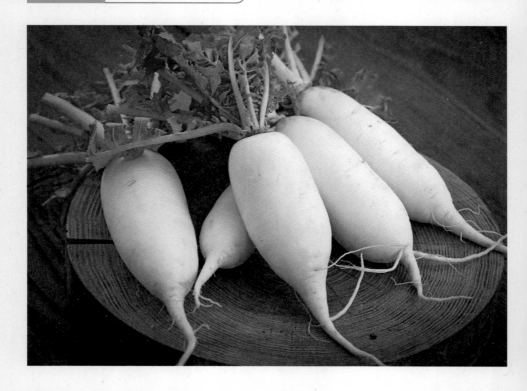

白萝卜的营养与作用

　　孕妈妈在孕晚期适量吃一些白萝卜大有益处。萝卜中大量的膳食纤维能够加速孕妈妈肠蠕动，减少便秘的可能，萝卜中的芥子油能促进胃肠蠕动，增加食欲，帮助消化。孕妈妈吃白萝卜有助于增强机体的免疫功能，提高抗病能力。因为白萝卜中含丰富的维生素C和微量元素锌。

　　白萝卜含有叶酸也是孕期不可缺的营养素，对预防畸形儿有一定帮助。白萝卜中所含的钙、钾等矿物质对促进胎儿的骨骼和脑部发育也非常有好处。白萝卜好处多多，孕妈妈吃白萝卜对防治妊娠高血压很有帮助，是孕妈妈在孕晚期的理想食物。

安全选购白萝卜

一看外形	选购品质较好的白萝卜应是个体大小匀称，外形圆润。
二看萝卜缨	新鲜的萝卜缨新鲜，呈绿色，无黄叶、烂叶，若萝卜缨已经萎软，表明白萝卜放置时间较长，新鲜度下降；如果根部生长出许多小须，说明放置时间较长，肉质较老，口感下降。
三看表皮	白萝卜外皮应光滑，皮色较白嫩，若皮上有黑斑或者瘢痕，表明生长周期或放置时间较长，新鲜程度下降，已经变老。
四看大小、掂重量	挑选白萝卜时不易挑选过大的萝卜，中小型的为好，这种白萝卜肉质比较紧密，口感相对大的要好一些。同样大小的白萝卜应选择较沉的，分量足的。

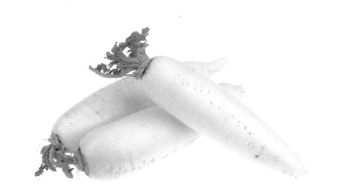

鱿鱼

别名	柔鱼、枪乌贼

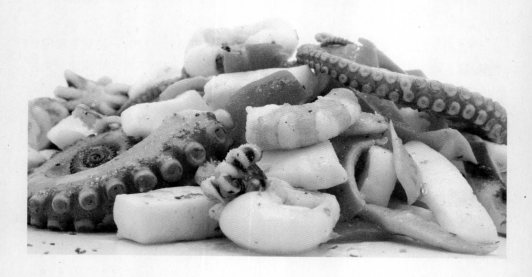

鱿鱼的营养与作用

鱿鱼是营养价值很高的海产品，含有丰富的氨基酸，以及钙、磷、铁、锌等元素，这些元素有利于骨骼发育和造血，可以预防孕期贫血和缺钙哦！鱿鱼是孕妈妈在孕晚期的最佳食材之一，还对孕妈妈有缓解疲劳、恢复视力、改善肝脏功能的功效。

鱿鱼中含有大量的牛磺酸，不仅可以抑制孕妈妈血液中的胆固醇含量，保护孕妈妈的心血管健康，预防妊娠高血压，还有促进胎儿视力和大脑发育的作用。

鱿鱼营养价值高，富含的蛋白质中拥有人体必需的多种氨基酸，可以促进胎儿的生长发育，孕妈妈食用可以增强胎儿的免疫力。鱿鱼中丰富的DNA（二十二碳六烯酸），是宝宝大脑发育所必不可少的营养物质，所以孕妈妈在怀孕期间要多吃鱿鱼，能让胎宝宝变得更加聪明！

建议不过敏的孕妈妈吃鲜鱿鱼，最好不要吃超市所卖的包装的鱿鱼干。因为鱿鱼干属于包装食物，里面可能会有很多添加剂，而且鲜鱿鱼烹饪后的味道也会更鲜美。鱿鱼是发物，患有湿疹和荨麻疹的孕妈妈不能吃。

鱿鱼的安全问题

新鲜的鱿鱼外表会有一层略深的表皮，虽然是可以吃的，但去掉这层表皮口味则更好，因为这层皮比较韧，烹饪出来不太容易嚼。把鱿鱼浸泡在加有白醋的水中，浸泡约3分钟后那层皮就好撕了，用刀在鱿鱼背上划两刀，再用手捏住鱿鱼的三角头向下拉，这样就能把鱿鱼背上的皮拉掉。

孕妈妈需注意一定要把鱿鱼煮熟透后再食用，因为鲜鱿鱼中有一种多肽成分，如果没有把鱿鱼煮透就吃下去，会导致肠胃失调。

安全选购鱿鱼

优质鱿鱼体形完整坚实，呈粉红色，有光泽，鱿鱼表面略现白霜，肉肥厚，半透明状，背部不红。劣质鱿鱼体形瘦小残缺，颜色赤黄略带黑、无光泽，表面白霜过厚，背部呈黑红色或暗红色。

目前市场看到的鱿鱼有两种：一种是躯干部较肥大的鱿鱼，它的别称叫"枪乌贼"，一种是躯干部细长的鱿鱼，它的别称是"柔鱼"，小的柔鱼叫"小管仔"。

挑选鲜鱿鱼时，先按压一下鱿鱼身上的膜，新鲜鱿鱼的膜紧实、有弹性，还可扯一下鱿鱼头，鲜鱿鱼的头与身体连接紧密，不易扯断。

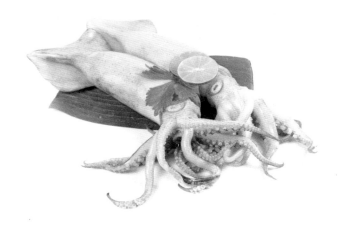

鸡肝

别名	无

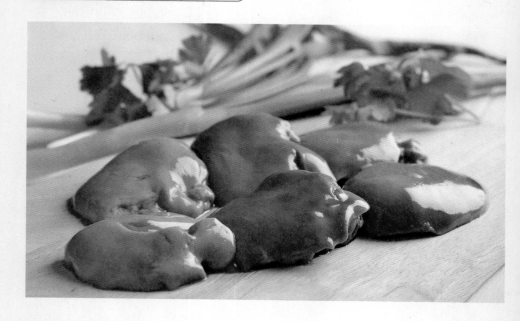

鸡肝的营养与作用

　　鸡肝的营养非常丰富，最大的功效就是补血。鸡肝中含有的铁质非常丰富，还含有矿物质硒，孕妈妈经常食用鸡肝，能够预防和改善贫血，提高身体抵抗力和免疫力，抗氧化、防衰老。

　　鸡肝中含有丰富的蛋白质、维生素A、B族维生素，还含有钙、磷、铁、锌等元素。鸡肝中维生素A的含量远远超过奶、蛋、肉、鱼等食品，具有维持正常生长和生殖功能的作用，能保护孕妈妈的眼睛，维持正常视力，防止眼睛干涩、疲劳。

　　孕妈妈吃鸡肝能补充维生素B_2，维生素B_2是孕妈妈人体生化代谢中许多酶和辅酶的组成部分，在细胞增殖及皮肤生长中发挥着间接作用，可以更好地帮助胎宝宝在孕妈妈子宫内健康生长。

因此孕妈妈吃鸡肝不仅能够补血而且有利眼睛的保护，对胎宝宝的发育也有着很多的益处。

鸡肝的安全问题

孕妈妈每周吃 1～2 次鸡肝就可以补充营养了，不能吃太多。因为鸡肝中的胆固醇也很高，过食会导致孕妈妈营养过剩。而且鸡肝是鸡身体内的毒素中转站和解毒的器官，或多或少会残留少许毒素在里面，吃得太多会危害孕妈妈的安全。

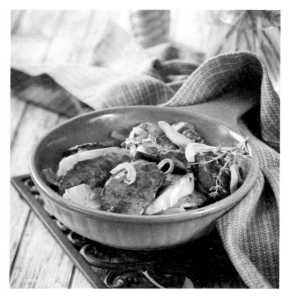

孕妈妈要注意买回来的新鲜鸡肝要清洗干净再烹调，先把鸡肝用流水冲洗10分钟，然后浸泡20分钟左右，去掉鸡肝里面的脏物和血水。烹调时至少用大火炒5分钟以上，直至鸡肝完全变成灰褐色，看不到血丝才能起锅食用。

安全选购鸡肝

鸡肝的安全选购对孕妈妈来说十分重要，关系着孕妈妈和胎儿的身体安全。营养师教你从以下三方面来选购品质优良的鸡肝。

一闻气味	新鲜的鸡肝闻起来有一种比较香的味道。如果闻到腥臭味很可能是已经变质的鸡肝。
二看外形	用手指去戳鸡肝，新鲜的鸡肝看上去会感觉充满弹性。而放置较久的鸡肝则会比较干燥，没有水分。
三看颜色	新鲜的鸡肝有淡红色、土黄色、灰色。而不新鲜的或者酱腌过的鸡肝则呈黑色，若鸡肝的颜色过于鲜艳，呈鲜红色，则可能是商贩加了色素以此来吸引顾客的，不宜购买。

🍂 孕妈妈本月最佳膳食

芹菜鱿鱼卷

原料 芹菜200克，净鱿鱼肉150克，黑木耳50克，胡萝卜花、姜末、葱段各5克，蒜蓉2克，盐、料酒、鸡精各1匙。

做法

①将鱿鱼肉剞花刀后切小段，用水焯成鱿鱼卷备用；将芹菜择洗净切段。

②锅中下油烧热放入姜末、葱段、蒜蓉炒香，倒入鱿鱼卷、芹菜段、黑木耳及胡萝卜花翻炒后加料酒、盐、鸡精炒熟即可。

白萝卜排骨汤

原料 白萝卜250克，排骨350克，红枣4颗，姜片少许，盐、鸡精各适量。

做法

①排骨洗净沥干水分，入开水锅中焯烫。另起一锅凉水放入姜片、排骨，大火烧煮约20分钟。

②白萝卜洗净切块，连同红枣一起放入炖好的排骨汤中大火烧开。

③盖上盖，改小火煮约10分钟至萝卜熟，加少许盐和鸡精出锅。

红豆牛腩汤

原料 红豆30克，牛腩150克，姜片少许，盐、老抽、食用油各适量。

做法

①将红豆泡发，牛腩切成块后用热水汆烫去血水。

②在锅里倒油后放入姜片爆香，倒入牛腩，加适量老抽调色。

③倒入红豆，翻炒后加入一点料酒，加入适量水，转小火炖；待牛腩变软后加入适量盐，起锅。

松仁核桃香粥

原料 紫米100克，松子50克，核桃50克，冰糖适量。

做法

①核桃洗净掰碎至松子同等大小；紫米淘洗净，用水浸泡约3小时。

②锅置火上，放入清水和紫米，大火煮沸后，改小火煮至粥稠，加入核桃碎、松子与冰糖后，小火再熬煮约20分钟即可。

红豆南瓜小米粥

原料　小米150克，红豆50克，南瓜100克。

做法

①将南瓜削皮，切成小块备用。

②将红豆、小米洗净，放入装有清水的锅中大火熬煮。

③待红豆煮开后，加入南瓜块，煮至红豆、小米软烂、浓稠即可食用。

牛奶燕麦核桃粥

原料　燕麦片50克，核桃50克，牛奶250毫升，白糖1匙。

做法

①将核桃碾碎，把牛奶倒入奶锅中，中火烧开，倒入燕麦片和核桃碎，不停地搅拌，煮2分钟。

②然后在煮沸的牛奶中放入白糖搅匀即可。

三丝汤面

原料　白萝卜100克，土豆1个，胡萝卜1个，面100克，葱丝、姜丝、食用油、盐各适量。

做法

①白萝卜、胡萝卜洗净切丝，土豆洗净去皮切丝。

②炒锅加入适量油，加入葱丝、姜丝，爆香，加入白萝卜丝、胡萝卜丝翻炒，加入适量水，大火烧开，中火炖5分钟。

③加入土豆丝和面炖5分钟，加入盐出锅。

三丝炒乌冬

原料　乌冬面500克，鸡肉罐头200克，青椒25克，胡萝卜1根，生抽少许。

做法

①青椒、胡萝卜洗净切成丝，鸡肉罐头打开也切成丝。

②热油锅中下青椒丝大火炒片刻，再下鸡肉丝一起翻炒均匀后盛碗。

③锅中下乌冬面翻炒，加少许生抽炒匀后，放胡萝卜丝翻炒。

④将青椒丝、鸡肉丝倒入一起炒匀即可。

孕妈妈本月
要警惕的疾病

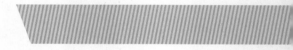

妊娠糖尿病

症状及原因

妊娠糖尿病是糖尿病中的一种类型，与一般糖尿病的发病时间不同，这是一种在孕期发生的血糖升高现象。

在所有血糖偏高的孕妈妈中，只有两成左右是本身就患有糖尿病的，即怀孕前就患有糖尿病，妊娠糖尿病的发病比例较大。大多数情况下，患有妊娠期糖尿病的孕妈妈在分娩过后会自然治愈，但是等到步入中老年后，这类孕妈妈患2型糖尿病的概率会变大。

若是孕妈妈被诊断出羊水过多或者胎儿巨大；孕妈妈体重增长超过了10千克；或者孕妈妈出现"三多"情况，即吃得多、喝得多、尿得多。出现这些情况，孕妈妈就要注意，及时去医院检查血糖。

以下几种类型的孕妈妈在怀孕期间期更易罹患妊娠糖尿病。高龄孕妈妈往往患孕期糖尿病的概率更高。体形肥胖的孕妈妈对胰岛素的敏感度较低，这就加重了胰岛的工作负荷，久而久之胰岛会被累垮，血糖自然无法得到有效控制。有糖尿病家族病史的孕妈妈患病的可能性会更高。

调理方法

（1）饮食调理：适当减少食用高甜度的水果，减少糖的摄入。不吃高糖的甜点、油炸食品，最好多选择粗杂粮为主食。控制豆制品的摄入量，豆制品吃得过多的话，会加重肾脏负担，容易诱发糖尿病。

（2）加强锻炼：运动能帮助孕妈妈控制血糖稳定，预防再次患病，但运动量不宜过大，要以不感到疲劳为好。

（3）注意检测血糖：血糖偏高的孕妈妈可以自备家用检测仪器按时检测血糖含量，并把数值记录下来，尤其是餐前的血糖数值，记录下来的这些资料对医生的治疗和诊断有很大的帮助。

孕期水肿

症状及原因

妊娠水肿是孕妈妈特有病症，孕妈妈在怀孕后，尤其是孕晚期，手部、腿部和脸等部位会发生水肿。

因为孕妈妈的子宫，在28周以后大到一定程度就会压迫到静脉回流。静脉回流不好的孕妈妈较容易出现水肿现象。

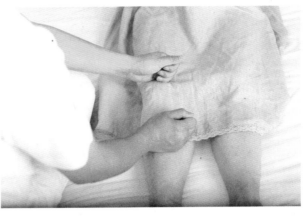

另外，怀孕期间孕妈妈胎盘分泌的激素及肾上腺分泌的醛固酮增多，造成体内钠和水潴留，也会形成水肿。

轻度的肿胀是正常的，水肿在怀孕初期即会发生，到怀孕中后期才比较明显。但如果水肿的同时伴随高血压及蛋白尿，那孕妈妈就有罹患妊娠高血压的危险，这时孕妈妈就需要去医院检查。

调理方法

（1）充分休息：要保证充足的休息和睡眠时间，不能过于紧张和劳累。每餐后最好休息半小时，下午最好休息2小时，每晚应睡9～10小时。

（2）不要久坐：因为工作需要久坐的孕妈妈可以在脚下垫个矮凳，工作间隙要适当走动，以增加下肢血流循环，还可以时常伸展腿部和手部。

（3）穿舒适的鞋袜：不要穿过紧的袜子和过小的鞋子，否则会压迫到脚踝及小腿，影响血液回流。选择舒适的鞋袜可以使水肿症状不再加重。

（4）饮食调理：盐的进食量应控制在每天3克左右，避免吃一些口味厚重的食物。多食用新鲜蔬菜和水果：新鲜的蔬菜和水果具有利于排尿和消肿的功效。钾可以帮助排出多余的钠，缓解水肿。

孕妈妈本月
健康指导

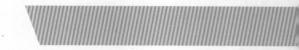

吃一些粗粮

　　粗粮含丰富的维生素、矿物质、蛋白质、膳食纤维等，尤其是膳食纤维的含量比其他食物高。膳食纤维可降低血液中低密度胆固醇和三酰甘油的浓度，还能增加食物在胃里的停留时间，延缓饭后葡萄糖的吸收速度，降低血压、血糖。孕妈妈可以适当吃些玉米、小米、荞麦等。

谨防营养过剩

　　孕8月，胎儿开始在肝脏和皮下储存糖原和脂肪，以保证热量的供给，因此孕妈妈需要补充大量葡萄糖供胎儿迅速生长和体内糖原、脂肪储存。但是孕妈妈在饮食上不可无节制，应该把体重的增加限制在每周350克以下，否则易导致葡萄糖耐受异常、糖代谢紊乱等，引起妊娠糖尿病。

多吃鱼防早产

　　医学研究认为，孕妈妈吃鱼越多，生足月宝宝的可能性就越大，宝宝也会较一般婴儿更健康、更聪明。调查还发现，每周吃一次鱼，就能大大降低孕妈妈早产的可能性。鱼肉之所以有如此"神效"，是因为其中富含多不饱和脂肪酸，这种物质能保护胎儿、预防早产，也能有效增加婴儿出生时的体重。

适时停止工作

　　怀孕满38周的上班族孕妈妈就可在家中休息，为临产做准备。如果孕妈妈的工作环境相对安静清洁，危险性较小，或长期坐在办公室工作，身体状况良好，那么可在预产期的前一周或两周回到家中，静静地等待宝宝的诞生。如果孕妈妈的工作量相当大，建议提前一个月开始休产假，以免发生意外。

Part

10

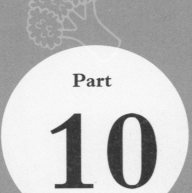

孕9月：胎宝
宝发育已成熟

🌿 孕妈妈本月最佳食材

小米

别名	粟米

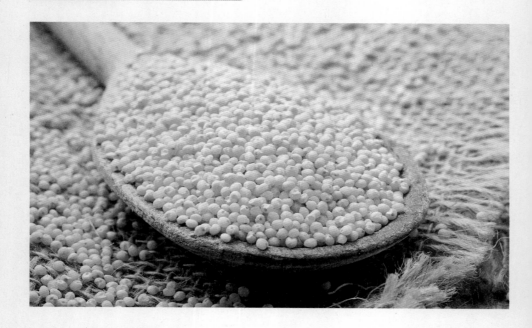

小米的营养与作用

　　孕妈妈在孕后期可以多吃些小米，用小米来煮粥喝，再加上红枣、红薯、山药、莲子、红豆等增加小米粥的营养价值。孕妈妈在孕晚期胃口可能会变差，小米粥能帮助孕妈妈健胃消食、增加食欲。

　　小米中含有铜，孕妈妈每天摄入足量的铜，能避免早产；小米粥中的碘可以维持孕妈妈甲状腺功能正常，同时避免胎宝宝痴呆或骨骼发育延缓。孕妈妈在孕期经常吃小米非常有利于胎宝宝的发育。

小米的安全问题

小米的安全问题是小米被染色。染色的小米闻起来会有明显的染色素的味道。将小米泡在水中，观察水的颜色，正常的小米用水泡之后，水的颜色不黄，染色的小米，泡水之后水颜色明显是黄色的。

虽然色素是国家允许的食品添加剂，但是因为其没有营养价值，而且影响其他营养素的吸收，所以孕妈妈食用染色的小米很不安全。

孕妈妈在进行选购的时候尽量选择真空包装、食品标签标注齐全的小米，才能避免买到染色小米。

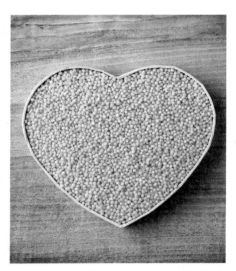

安全选购小米

一看色泽	新鲜的小米色泽鲜亮有光泽，并且颜色均匀分布，呈金黄色。
二用手捻	感觉有油性，并且有一定湿润度的则说明是新鲜的小米。
三闻气味	优质的小米闻起来会有一股淡淡的清香味，而不是其他异味。
四尝味道	尝一粒小米，味道微甜、无任何异味即是比较优质的小米。

红枣

别名	大枣、姜枣、良枣、干枣、刺枣

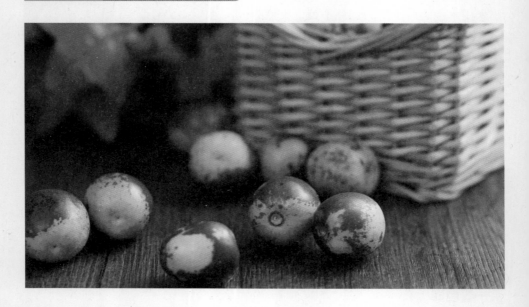

红枣的营养与作用

红枣除含有丰富的糖类、蛋白质外，还含有丰富的维生素和矿物质，尤其是维生素C含量十分丰富，可促进孕妈妈对铁质的吸收，有助于孕妈妈补血补铁。红枣中含有其他水果中少有的维生素P，能增强维生素C的作用，进而提高孕妈妈的免疫力。

红枣中含有微量元素锌，有利于胎宝宝的大脑发育，促进胎宝宝的智力发育。

红枣的安全问题

孕妈妈在购买红枣的时候要警惕人工变红的红枣。这是从何说起呢？市面上有些红枣是通过把青枣浸泡在配有糖精钠的水中而变成又甜又红的红枣的。

糖精钠是有机化工合成产品，其实糖精钠在我国是一种合法的食品添加剂，但是新鲜水果并不在糖精钠的适用范围之内。

因为红枣的价格较贵，一些不法商贩利用糖精钠将青枣变成红枣，糖精钠价格不高，而且只需几滴糖精钠就可以泡很多青枣，这些无良商贩这样可以牟取更多的利润。食用较多的糖精钠对孕妈妈有一定的危害，会影响肠胃消化酶的正常分泌，降低小肠吸收能力，减低食欲。

孕妈妈可以从以下三点来辨别糖精枣。

一看颜色	如果枣子的表面绿红分明且颜色是暗红色的，很有可能是糖精钠水浸泡过的。因为自然成熟的红枣有一个从绿到黄、再到红逐渐变色的过程，青红颜色的分布没有明显的界线。
二捏硬度	用糖精钠水泡过的枣子用手捏起来比较软。而自然变红的枣子则比较硬。
三尝味道	糖精钠水泡过的枣子味道非常甜，连果皮都是甜的，甚至甜到发苦。而自然变红的枣子，甜度可能不均匀，一颗枣子红的地方吃起来甜，偏青的地方吃起来不太甜。

安全选购红枣

一看颜色	正常小枣呈现深红皮色，而红枣是紫红色的。
二看大小	选择红枣不是个头越大越好，要看红枣的饱满程度，如果红枣很大，但是干瘪，则不宜选购。
三看果肉	果肉的颜色淡黄色、细致紧实，品尝一口甜糯，则是好枣。如果口感有点苦涩，而且粗糙不细腻，则不是好枣，不宜选购。

苹果

| 别名 | 平安果、柰子 |

苹果的营养与作用

苹果的营养很丰富，它含有多种维生素和酸类物质。是孕妈妈在本月的首选水果。

苹果富含维生素C和苹果酸，常吃能增加血色素，有美容的功效，不仅能使孕妈妈的皮肤变得细白红嫩，更可以改善胎宝宝的肤色，使生出来的宝宝皮肤白皙。很多孕妈妈在怀孕之后会出现贫血症状，而苹果中的铁元素刚好可以适当补充孕妈妈体内的铁，对预防孕妈妈缺铁性贫血具有很大的帮助。

孕妈妈在本月常有下肢水肿的问题，苹果具有消肿利尿的作用，可以帮助孕妈妈减轻水肿症状；孕后期的孕妈妈也会面临便秘问题，苹果中含有丰富的膳食纤维，具有促进肠胃蠕动的作用，孕妈妈多吃苹果可预防便秘。

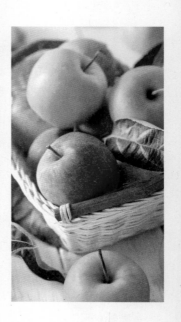

安全选购苹果

一看外观	挑选形状比较圆的，不要选择奇形怪状的苹果。
二看颜色	苹果颜色是红中带黄色的，这样才是成熟的苹果。
三摸外皮	苹果的表皮有点粗糙，不能非常光滑鲜亮，那样的话有可能是打蜡的；还要注意不要选表皮有磕碰、有斑点的苹果，这样的苹果腐烂得快，不能存放。

鹌鹑蛋

| 别名 | 鹑鸟蛋、鹌鹑卵 |

鹌鹑蛋的营养与作用

鹌鹑蛋的营养价值丝毫不比鸡蛋差，鹌鹑蛋中氨基酸种类齐全，含量丰富，还有高质量的多种磷脂、激素等人体必需成分，铁、维生素B_2、维生素A的含量均比同量鸡蛋高出2倍左右，而胆固醇则较鸡蛋低约1/3。孕妈妈用鹌鹑蛋来补身体是再好不过的了。

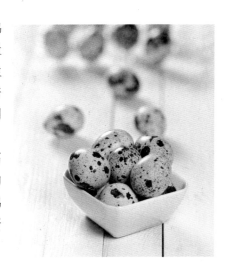

鹌鹑蛋中所富含的卵磷脂和脑磷脂，是高级神经活动不可缺少的营养物质，对胎宝宝的脑部发育很有好处，具有健脑的作用。而且鹌鹑蛋中的营养分子较小，更易被吸收利用，所以更适宜孕妈妈食用。

安全选购鹌鹑蛋

一看外表	鹌鹑蛋个体很小，新鲜的鹌鹑蛋外壳呈灰白色，表面有棕褐色斑点或带有红褐色或紫褐色的斑纹。
二看蛋壳	颜色鲜明，外壳坚硬有光泽，是新鲜的鹌鹑蛋，细看外壳会看到有细小的气孔，否则就是陈蛋。
三用手晃	用手晃动时，没有声音的是鲜蛋，有水声的是陈蛋。把鹌鹑蛋放到冷水里，下沉的是鲜蛋，上浮的是陈蛋。

山药

别名	怀山药、土薯、山薯、玉延

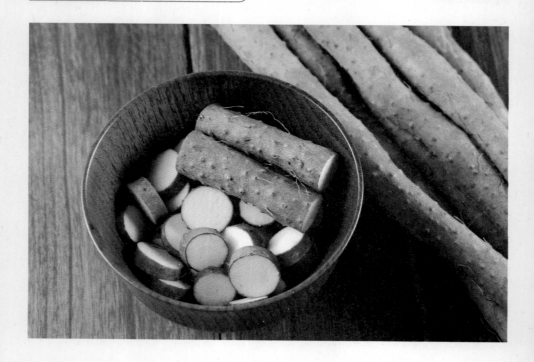

山药的营养与作用

　　山药中含有大量的淀粉和维生素、氨基酸，虽然孕妈妈吃山药有饱腹感，但却不会缺乏营养素。

　　山药富含黏液蛋白质，可以起到降低血糖作用，可帮助孕妈妈治疗妊娠期糖尿病。吃山药还可以帮助孕妈妈胃肠消化吸收，促进肠蠕动，预防和缓解便秘。

　　山药中富含淀粉酶、多酚氧化酶等物质，能改善孕期孕妈妈胃口差、消化不好，帮助孕妈妈治疗脾胃虚弱、吃得少容易疲倦及腹泻等症状。山药包含有皂苷、黏液质，可以帮助孕妈妈起到滋润、润滑的效果，有益肺气、养肺阴，治疗肺虚咳嗽及常咳嗽不好等功效。

山药的安全问题

我们在选购蔬果的时候，一般都会选择那些新鲜的，但往往由于季节、生产和运输等多方面的原因，商家不得不存储一些非当季蔬果，但是储存的方式和方法各有不同，有的甚至使用一些危害食品安全的方法。

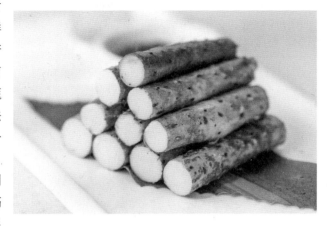

市面上曾经一度有使用甲醛进行喷雾，从而对山药进行保鲜。甲醛的危害性很大，尤其是对怀着胎宝宝的孕妈妈来说。甲醛是无色的，有刺激性味道的气体，可以对人体的呼吸道和消化道均造成伤害，例如：头晕、头痛、眼睛酸涩等症状。

孕妈妈在挑选山药时应注意是否被喷过甲醛。可以闻一下山药是否有刺鼻异味。山药放置时间过久会从里面开始变色腐烂，这样的山药孕妈妈也不能食用。

安全选购山药

孕妈妈在选购山药的时候，可以感觉一下重量，一般相同大小的山药最好选择重一些的。还可以看看山药的以下几个方面。

一看毛须	同一品种的山药须毛越多越好，这样的山药口感较好。
二看切面	新鲜山药横切面呈白色。一旦出现黄色或者红色，就表明此类山药新鲜度已经降低，尽量不要购买。
三看表皮	山药表皮出现褐色斑点、外伤或破损，不建议购买，此类山药品质较差。

丝瓜

| 别名 | 布瓜、绵瓜、絮瓜、天丝瓜 |

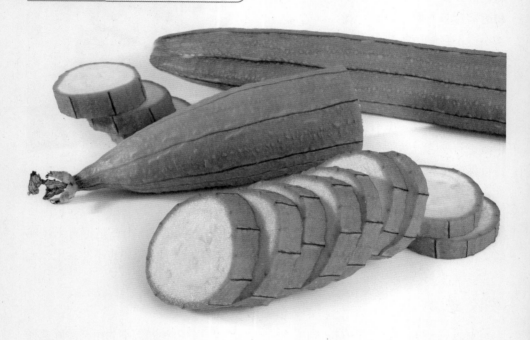

丝瓜的营养与作用

　　丝瓜富含维生素B_1和维生素C，能保护孕妈妈皮肤健康，消除色斑，使皮肤白嫩，预防妊娠纹和妊娠斑。丝瓜中的膳食纤维能清洁孕妈妈消化壁，促进消化，利于致癌物和有毒物质排出体外，改善便秘症状，预防结肠癌。因为丝瓜富含维生素C，孕妈妈适量吃丝瓜还可以抗败血症。

　　丝瓜中叶酸和维生素B_1含量较高，对胎宝宝的脑细胞发育大有益处，可有效预防胎宝宝先天畸形。所以为了胎宝宝的大脑发育，孕妈妈可以适量吃些丝瓜。

　　孕妈妈在孕晚期适量吃一些丝瓜，可以帮助产后通乳、泌乳。孕妈妈不仅可以在孕晚期吃丝瓜，产后的孕妈妈还可以通过吃丝瓜来防治失眠。

丝瓜的安全问题

　　建议孕妈妈在购买丝瓜时要根据食用的多少，少量多次购买，避免长时间存放。当丝瓜储存过久或者储存条件不佳时，会很容易发生腐败变质的现象。这时丝瓜会集聚糖苷生物碱这一物质，孕妈妈在使用后会导致头晕、恶心、腹痛和腹泻等食物中毒的症状。如果丝瓜储存时间较长，味道发苦，就不能再食用了，以免食物中毒。

安全选购丝瓜

一挑形状	要挑选外形均匀的丝瓜，一头或两头局部肿大的不要选择。
二看表皮	看丝瓜表皮有无腐烂和破损，新鲜的丝瓜一般都带有黄花，尽量选择这一类的丝瓜。
三观纹理	新鲜较嫩的丝瓜纹理细小均匀。如果纹理明显且较粗，说明生长周期较长，丝瓜较老。
四看根部	新鲜的丝瓜根部结实水分充足，较为直挺。而放置时间较长的丝瓜根部水分丧失，顶部黄花已经脱落。
五触手感	新鲜的丝瓜有弹性不柔软，整体较为充盈，果皮紧致有弹性。采摘放置时间较长的丝瓜基本没有弹性，质感也比较软。
六看色泽	新鲜的丝瓜颜色为嫩绿色，有光泽。老的丝瓜表面光泽度较差，且纹理出现的黑斑相对较为明显。

孕妈妈本月最佳膳食

清甜三丁

原料 山药120克，黄瓜100克，芒果135克，盐、食用油各适量。

做法

①将山药去皮切成丁，黄瓜切丁，去皮洗净的芒果切成丁块。

②锅中注入适量清水烧开，倒入切好的山药丁，煮约半分钟。

③放入黄瓜，续煮片刻，倒入芒果丁，略煮一会儿，捞出煮好的食材，装盘待用。

④用油起锅，倒入焯好的食材；加盐调味，炒匀后盛出即可。

上汤豆苗

原料 豆苗100克，草菇少许，盐、食用油各适量，上汤150毫升。

做法

①豆苗掐去根部老的部分，洗净，沥干水分待用。

②草菇切薄片。

③炒锅添少许油，加入草菇，炒几下，加上汤，改大火烧开。

④大火将汤水熬到雪白，加入少许盐调味，将豆苗放入锅中，用筷子拨散立刻关火起锅。

红枣银耳鹌鹑汤

原料 鹌鹑肉200克，银耳20克，红枣10克，盐适量。

做法

①将红枣洗净去核；银耳用水略冲，泡发。

②鹌鹑肉放进沸水中略煮后捞起，以去除血水的味道。

③烧一锅水，水沸腾后把鹌鹑肉、银耳、红枣放进去，先以大火煮沸20分钟，再改用中小火慢熬2~3小时即可，吃时加适量盐。

黑木耳红枣粥

原料 黑木耳5克，红枣5枚，大米50克，冰糖汁2匙。

做法

①将黑木耳泡发去蒂，撕成瓣状；大米洗净；红枣洗净去核。

②黑木耳、大米、红枣一起放入锅内，加适量水；大火烧开后转小火熬煮，待黑木耳软烂后加冰糖汁搅匀即成。

红枣山药粥

原料　红枣10个，山药10克，大米100克，冰糖适量。

做法

①将大米、红枣淘洗干净，山药去皮切片。

②将大米、山药、红枣放入锅内加水，用大火烧沸后，转用小火炖至熟烂。

③将冰糖放入锅内，加少许水，熬成冰糖汁，再倒入粥锅内，搅拌均匀即可。

丝瓜鲜菇鸡丝面

原料　挂面、鸡胸肉各100克，丝瓜、鲜菇各50克，葱花适量，酱油2匙，盐、香油各1匙。

做法

①将鸡胸肉煮熟，撕成丝备用。

②将丝瓜去皮洗净，切片；鲜菇洗净，挂面煮熟放碗中。

③热油锅，煸香葱花，放鲜菇、丝瓜略炒，加酱油和适量水烧开，加盐调味后倒入面碗，淋香油即可。

蜜枣桂圆茶

原料　桂圆肉、红枣各50克。

做法

①将桂圆肉、红枣清洗干净。

②锅中加水，放入桂圆肉和红枣，同煮成汁。

胡萝卜苹果奶汁

原料　胡萝卜80克，苹果100克，熟蛋黄半个，牛奶80毫升，蜂蜜10毫升。

做法

①将苹果去皮、去核，切丁；胡萝卜洗净，切丁。

②将苹果丁、胡萝卜丁、熟蛋黄、牛奶一起，放入电动食物粉碎机内，加适量清水，搅打均匀。

③过滤成汁后，调入蜂蜜即可。

孕妈妈本月
要警惕的疾病

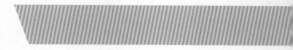

皮肤瘙痒

症状及原因

孕妈妈发生皮肤瘙痒的情况，多出现在妊娠中后期。先是双手十指间发痒，后来就全身发痒，肚皮发痒相对较重。用手抓痒时伴有刺痛感。

瘙痒的程度轻重不一，轻者只是皮肤稍有瘙痒，重者则瘙痒难忍、坐立不安、夜不能寐、痛苦不堪，有的甚至抓破皮肤方能暂时止痒，结果造成全身抓痕累累，还容易发生皮肤化脓性感染。

原因是腹部皮肤被增大的子宫撑大，皮肤的弹力纤维被拉开，形成妊娠纹，妊娠纹部位就会有痒感。孕妈妈体内激素增加，导致皮肤特别敏感，也容易发生瘙痒，严重时会影响生活作息规律和情绪。另有一些孕妈妈发生皮肤瘙痒是由于妊娠期肝内胆汁淤积症引起的，胆汁淤积在身体某些部位无法正常排出体外，当淤积在毛细血管的胆汁刺激神经末梢时，就会引起孕妈妈的瘙痒感。

轻度瘙痒并不需要过度担心，但若是情况加重，则应及时诊治，才能舒服地度过整个孕期。尤其是因胆汁淤积而发生的瘙痒，往往需要住院治疗。

调理方法

（1）穿纯棉衣服：衣服应选择纯棉的浅色衣服，不要穿化纤的贴身衣物，避免化纤织物与皮肤发生摩擦。

（2）避免搔抓止痒：因为不断搔抓后，皮肤往往发红而出现抓痕，使表皮脱落出现血痂，日久会导致皮肤增厚、色素加深，继而加重瘙痒。

（3）用清水洗澡：不要使用沐浴露和香皂清洗皮肤，也不能用温度过高的水使劲擦洗，用清水洗澡即可。

（4）少吃刺激性食物：少吃辣椒、生姜、生蒜等刺激性的食物。适量摄入海鲜，因为海鲜能加重皮肤瘙痒。

腰背痛

症状及原因

　　孕妈妈在怀孕的任何阶段都可能会出现腰背疼痛，但是在怀孕的最后几周尤为突出。孕期的腰背痛，引起的并发症有很多，如全身酸痛、抽筋、静脉曲张、水肿等，有时甚至影响睡眠。这是随着胎儿的长大，孕妈妈腰背部肌肉张力改变了肌体的平衡而导致的。

　　在怀孕初期孕妈妈并不会感到腰酸背痛或行动不便，但是，到了怀孕中、后期，随着肚子逐渐变大、体重增加、激素改变，孕妈妈们就会开始行动不便，甚至经常出现腰酸背痛、小腿抽筋、下肢水肿等。其实，这些症状都属孕期的正常现象，孕妈妈们不必过于担心。

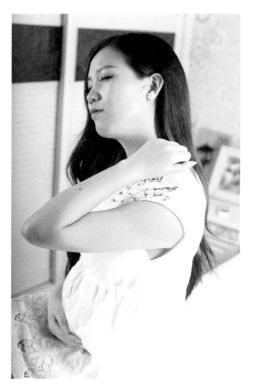

　　但有一点需要注意，有时肾脏感染也会引起腰背痛，若是腰背疼症状较重的话，有必要去医院检查。

　　调理方法

　　（1）不要弯腰驼背：最重要的就是不要弯腰驼背，否则，压力往下时，脊柱就会不自主地弯曲，当然就容易造成腰酸背痛。

　　（2）姿势正确：坐时可以用垫子垫在背部的凹处。站时要注意姿势并站直，尽量穿低跟的鞋子。

　　（3）按摩：将疼痛的区域进行热疗或冷疗。按摩也能适当缓解疼痛。

　　（4）动作慢半拍：孕妈妈要避免突然爆发性的动作，因为这样容易造成韧带受伤。

孕妈妈本月
健康指导

适当控制食量

在孕晚期，要采取少食多餐的方式进餐，要适当控制进食的数量，特别是高蛋白、高脂肪食物，如果此阶段不加限制，过多地食用这类食物，会使胎宝宝生长过大，给分娩带来一定的困难。

适当吃一些清火食物

孕妈妈可适当吃一些清火食物，以预防宝宝出生后因为胎火盛而长湿疹。上火的孕妈妈可以多吃一些苦味食物，因苦味食物中含有生物碱、尿素类等苦味物质，具有解热祛暑、消除疲劳的作用。最佳的苦味食物首推苦瓜，不管是凉拌、炒还是煲汤，都能达到清火的目的。除了苦瓜，孕妈妈还可以选择杏仁、苦菜、芥蓝等。

除了苦味食物，孕妈妈还可多吃甘甜爽口的新鲜水果和鲜嫩蔬菜。甘蓝菜、菜花、西瓜、苹果、葡萄等富含矿物质，尤其是钙、镁、硅的含量偏高，有安神、降火的神奇功效。

每周做胎心监测

胎心监测是指用胎心监护仪检测胎儿的心率，同时让孕妈妈记录胎动，观察这段时间内胎儿心率情况和胎动以后胎儿心率的变化。医生据此来了解胎儿在宫内是否缺氧。

胎心监测一般在妊娠33～34周开始进行。在孕36周后每周进行一次胎心监测，如果孕妈妈属于高危妊娠，如妊娠并发糖尿病等，应该每周做两次监测。

进行胎心监测时，仪器可显示胎儿心率及子宫收缩的频率和强度。正常情况下，20分钟内应有3次以上的胎动，胎动后胎儿心率每分钟会增快15次以上。如果有宫缩，宫缩后胎儿心率则不易下降。

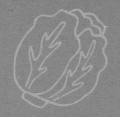

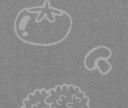

Part

11

孕10月：期待
宝宝的到来

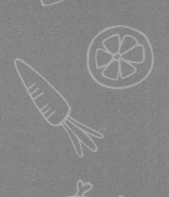

❧ 孕妈妈本月最佳食材

红薯

别名	番薯、甘薯、山芋、白薯

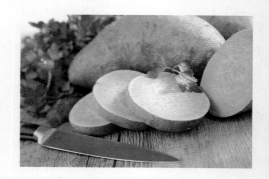

红薯的营养与作用

红薯不仅味道甜美，而且养生保健作用很大。红薯中含有多种人体需要的营养物质，孕妈妈常吃红薯可以为胎胎宝宝提供多种营养物质，有助于胎宝宝的成长发育。

孕妈妈可以多吃一些烤红薯或者是红薯稀饭，红薯属于膳食纤维丰富的食物，尤其是烤红薯对于通便具有很好的功效，孕妈妈吃了红薯可以缓解便秘。红薯中含有多种维生素，可以促进皮肤的再生，美白肌肤，对孕妈妈的皮肤有一定的好处，孕期色素沉积容易形成色斑，孕妈妈多吃红薯就可以避免这个情况的发生。

红薯中还含有铁和钙，这也是孕妈妈在本月最需要的两种微量元素。红薯的营养价值非常丰富，孕妈妈在怀孕第九个月吃红薯还会带来很多好处。

安全选购红薯

一看外观	选择颜色较鲜艳、饱满的红薯，这样的红薯质量较好，口感佳。如果红薯有发霉或者有缺口的则不要挑选，发芽、表面凹凸不平的红薯也不能买；若红薯表面上有小黑洞，则说明红薯内部已经腐烂。
二看颜色	放久了的红薯，表皮颜色会变得暗淡，不再是鲜艳的颜色，表皮明显粗糙，干瘪瘪的；久置的红薯水分流失多，营养成分也有流失，因此不宜选购。

草莓

别名	洋莓果、红莓、蛇莓、鸡冠果、蚕莓

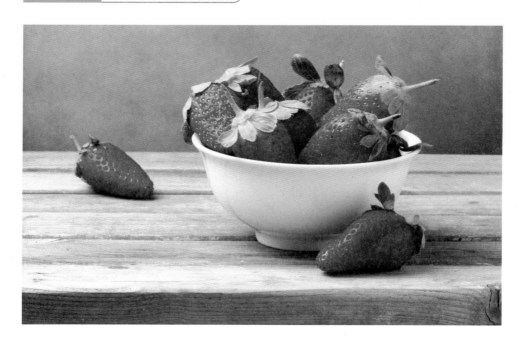

草莓的营养与作用

　　草莓营养丰富，含有果糖、蔗糖、柠檬酸、苹果酸、水杨酸、氨基酸以及钙、磷、铁等营养物质。草莓的维生素C含量非常丰富，孕妈妈通过吃草莓可以补充维生素C，能够防止牙龈出血等因为缺少维生素C而出现的症状。

　　酸味食物可促进肠中铁质的吸收，而草莓本身也含铁，所以孕妈妈吃草莓可以有效补铁，预防孕妈妈出现缺铁性贫血，对孕妈妈和胎宝宝都有益处。草莓含有果胶和丰富的膳食纤维、氨基酸、苹果酸等，有促进消化的作用，可以预防便秘。

　　同时，胎宝宝的发育，特别是骨骼发育需要大量矿物质，但钙盐要沉积下来形成骨骼，离不开酸味食物的协助。草莓中所含的胡萝卜素是合成维生素A的重要物质，对胎宝宝的眼睛发育有益，所以孕妈妈吃草莓对胎宝宝也很有好处。

安全选购草莓

一看外形	草莓体积大而且形状奇异，不宜选购，有可能是用激素催生出来的产品。普通的草莓形状比较小，呈现比较规则的圆锥形。
二看颜色	草莓正常颜色均匀，色泽红亮。非普通草莓颜色不均匀，色泽度很差。
三看籽粒	正常的草莓表面的芝麻粒应该是金黄色的。同时如果表面有白色物质不能清洗干净的草莓也不要挑选购买，很多草莓往往在病斑部分有灰色或白色霉菌丝，发现这种病果切不要食用。
四看内部	正常草莓的内部是果肉鲜红，没有白色中空的形状。激素催生的草莓是中空的，而且有的还是非常白的颜色。
五闻气味	好的草莓比较清香，有草莓特有的清香。而激素草莓的味道就比较奇怪或者草莓的味道特别重。
六尝味道	好的草莓甜度高且甜味分布均匀。激素草莓吃起来寡淡无味、闻着不香。

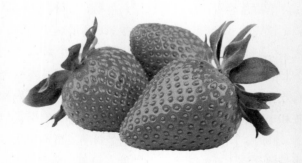

花 菜

别 名	菜花、花椰菜、球花甘蓝

花菜的营养与作用

花菜富含维生素K、维生素A、维生素C、B族维生素及钙、磷、铁等营养素。孕妈妈在产前多吃些花菜是很有必要的，可以防止孕妈妈在生产时出血，还可以增加母乳中维生素K含量。

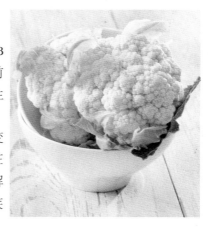

孕妈妈在产前生病会降低自身的免疫力，变得虚弱，这会对分娩造成影响，因此孕妈妈要在孕期最后一个月多吃花菜。花菜能增强肝脏的解毒能力并提高孕妈妈机体的免疫力，起到预防疾病的作用。

孕妈妈在吃花菜的时候，烹饪的时间不宜过长，避免长时间水煮，保护水溶性维生素不会大量流失并保持口感适中。

安全选购花菜

一看颜色	新鲜花菜颜色呈嫩白色或乳白色，有的花菜颜色会微黄。如果花菜颜色呈深黄色或者已有黑色斑点，表明花菜已经不新鲜或者放置时间过长。
二看花球	在选择时应尽量选择空隙小的，花球紧密结实、尚未散开的。已经散开的花菜表明过老或放置时间过长。
三看叶子	新鲜的花菜叶子呈翠绿色，全部展开叶子的花菜比较新鲜。若叶子已经萎缩甚至枯黄，说明花菜已经不新鲜。

口蘑

| 别 名 | 双孢菇 |

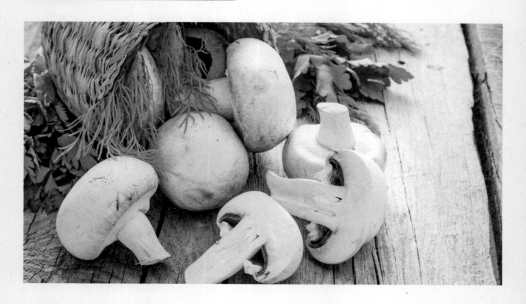

口蘑的营养与作用

　　孕妈妈出现了病毒性感冒，可以吃口蘑来缓解症状。因为口蘑含有多种抗病毒成分，这些成分对辅助治疗由病毒引起的疾病有很好效果，孕妈妈食用口蘑能预防多种疾病，强身健体，提高身体免疫力。

　　孕妈妈在产前两周易发生妊高征和便秘。口蘑含有大量膳食纤维，具有防止便秘、促进排毒、预防糖尿病及大肠癌、降低胆固醇含量的作用，孕妈妈食用口蘑能防治孕期便秘和妊娠高血压。孕妈妈在怀孕的最后一个月很适合吃口蘑来调理身体，补充营养。

口蘑的安全问题

　　新鲜漂亮的食物自然惹人喜爱，但是在食品安全的范畴中，"漂亮"的食物不见得是大众选择的焦点。众所周知，野生蘑菇中存在多种有毒品种，它们含有天然毒性成分，且毒性成分十分复杂，食用野生毒蘑菇中毒后，中毒者病死率比较高。

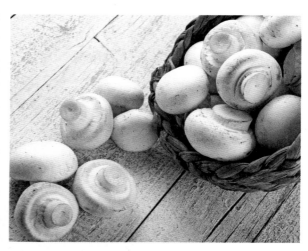

然而，蘑菇有没有毒，一般人是很难从外形上辨认来。有传言把蘑菇中毒归咎于"食物相克"，反而会让人们忽视食品安全中真正需要注意的问题，即野生蘑菇最容易带毒，不要轻易去食用野生蘑菇。

另外，一些商家为了保持蘑菇的感官和新鲜程度，会在存放时使用一些药剂延长其保存时间，但是我们大家在购买时要注意正确选择蘑菇，尽量避免选到带有食品安全隐患的口蘑。

安全选购口蘑

一看颜色	观察色泽，口蘑本身白色略微带点灰色，过于白色的口蘑就要考虑是否使用了漂白剂等化学物质。
二闻气味	新鲜的口蘑闻起来有一股清新的味道，如果闻到酸臭味说明口蘑有腐烂的迹象，新鲜程度较低，这样的口蘑尽量不要购买。
三观菌盖	要选择菌盖圆润，表面光滑，边缘肥厚，形状较为完整，表面没有腐烂和虫害痕迹。
四看菌柄	菌盖将菌柄紧紧包裹的口蘑更好一些，若菌柄和菌盖已经分离，菌丝近乎完全暴露的口蘑，其生长时间相对较长一些。在选购时尽量选择菌柄粗短一些的，避免选购菌柄细长的。

猪血

别名	猪红

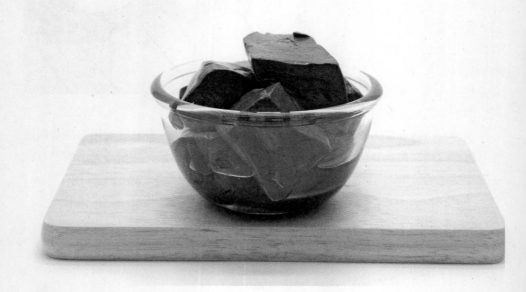

猪血的营养与作用

　　孕妈妈在孕后期吃猪血很有必要。孕妈妈即将面临分娩，在孕10月还要不断加大营养，攒足力气，为生产做好准备，所以要多吃猪血，猪血里含有丰富的蛋白质和铁，对孕妈妈的营养有着极好的补充作用。

　　猪血中含较高的铁元素，能够补血、美容，铁还是造血所需的重要元素，孕妈妈缺乏铁元素将患缺铁性贫血，多吃猪血能够防治孕妈妈怀孕时出现的缺血症，对孕妈妈补充营养有很大的帮助。

　　但猪血再好也不能过量食用，因为血中同时含有新陈代谢废物，大量食用也会给孕妈妈的身体带来负担，孕妈妈最好一周食用猪血不超过2次。

猪血的安全问题

猪血也存在食品安全问题，孕妈妈需要警惕有问题的猪血。用甲醛浸泡猪血或者往猪血里加色素是常见的安全问题。

由于甲醛是一种有刺激性气味的气体，如果猪血浸泡过浓度较高的甲醛，就会有刺鼻的味道，而且比较柔韧，怎么切都不会碎。甲醛在化学工业里有防腐的作用，人食用后其危害性非常大。轻者会使孕妈妈罹患支气管肺炎和低氧血症，重者会罹患癌症。

而加了色素的猪血颜色非常鲜艳，用手捏后会有残留的红色。但色素本身并没有营养，而且还会影响孕妈妈对其他营养素的吸收。

安全选购猪血

如何挑选优质猪血？营养师教你从4个方面来入手。

一看颜色	优质猪血是干净的暗红色。而劣质猪血有两种颜色，一种是浑浊发灰，掺入了很多化学物质，血很少；另一种是鲜红色，也掺入了很多的色素以及血丝等化学物质。
二看切面	优质猪血的切面很粗糙，分布着很多不规则的气孔。而劣质猪血切面光滑，气孔很少。
三闻气味	优质猪血闻起来有一股淡淡的血腥味。而劣质猪血因为血液含量少，所以不会有血腥味。
四试质感	优质猪血比较脆，略施压力，就碎掉了。劣质猪血质感比较柔软，弹性极好，即使用力，也不会被压碎，这是因为劣质猪血掺杂了甲醛和胶类物质，所以弹性才会很大。

孕妈妈本月最佳膳食

清炒花菜

原料 花菜300克，葱段10克，姜末适量，海鲜酱油1匙，蚝油、料酒各2匙，食用油、香油、白糖、盐、淀粉各适量。

做法

①将花菜洗净，掰成小朵，放入有盐水的锅中煮熟，捞出沥干。

②将海鲜酱油、盐、蚝油、白糖、料酒、淀粉放入碗中，兑成芡汁。

③热油锅，放入花菜炒软，放入葱段、姜末，倒入芡汁，翻炒均匀淋入香油即可。

双色花菜

原料 花菜、西蓝花各80克，盐、素香菇卤汁各适量。

做法

①在开水中加盐混匀成盐水备用。

②将花菜、西蓝花分别洗净，切成小朵，放入步骤①的盐水中汆烫后捞起，放凉备用。

③将砂锅中倒入素香菇卤汁以大火煮开后，加入步骤②的双色花菜，转中火焖煮8分钟即可。

三丝鱼卷

原料 金针菇50克，京华火腿、胡萝卜各10克，鱼片100克，葱段、姜片、盐、熟猪油、食用油、湿淀粉、清汤各适量。

做法

①火腿、金针菇、胡萝卜切成丝，整齐码在鱼片上，紧紧卷成鱼卷。

②在盘子上抹一层熟猪油，加几滴水，把鱼卷排在盘中，上蒸笼用大火蒸熟取出，倒出汁水备用。

③锅中倒油，放入葱段、姜片，煸出香味，倒入原汁和清汤烧沸，拣去葱、姜，加盐，用湿淀粉勾芡，浇在鱼卷上即成。

什锦蔬菜

原料 青笋100克，胡萝卜30克，香菇20克，盐、食用油各少许。

做法

①将香菇泡软，洗净切成丝状备用；青笋、胡萝卜均切成长丝。

②以上的蔬菜丝放入同一盛器，加少许盐用筷子拌匀。

③锅中放入少许油烧热，投入全部材料，加入盐翻炒，出锅即可食用。

双耳牡蛎汤

原料　牡蛎100克，水发银耳、黑木耳各50克，葱姜汁1/4匙，高汤2碗，料酒2匙，盐1匙，鸡精、醋、胡椒粉各适量。

做法
①将黑木耳、银耳洗净，撕成小朵；牡蛎放入沸水锅中氽烫一下捞出。
②将锅置于火上，加入高汤烧开，放入黑木耳、银耳、料酒、葱姜汁、鸡精煮15分钟。
③倒入牡蛎，加盐、醋调味，煮熟，最后撒上胡椒粉调匀即可。

马蹄花菜汤

原料　马蹄120克，鲜香菇、彩椒各50克，花菜200克，葱花、盐、食用油各少许。

做法
①将洗净的马蹄去蒂，切成片；将洗好的花菜切成小块；洗净的香菇切成片；洗好的彩椒切开，去籽，切成小块。
②锅中注入适量清水烧开，加入油、盐，倒入切好的食材，搅拌均匀。
③加盖，中火煮至食材熟透；揭盖，搅匀；关火后盛出煮好的汤料，装入碗中，撒上葱花即可。

紫苋菜粥

原料　大米100克，紫苋菜250克，盐、熟猪油各适量。

做法
①将紫苋菜择洗干净，切成丝。
②将大米淘洗干净，放入锅内，加适量清水，煮至九分熟时，加入熟猪油、紫苋菜丝、盐，待两三开后即可。

玉米片红薯粥

原料　红薯100克，玉米片50克。

做法
①将去皮洗净的红薯切成滚刀块，备用。
②将砂锅中注入适量清水烧热，倒入备好的玉米片。
③烧开后用小火煮约30分钟，倒入切好的红薯，用小火续煮约20分钟，至食材熟透。
④揭盖，搅拌几下，关火后盛入碗中即可。

孕妈妈本月
要警惕的疾病

症状及原因

产前抑郁症是近年来出现的一种新的孕期心理疾病，这种疾病是因为孕妈妈的身体或者心理产生变化，对家人产生了一些不合理的期望和要求，当需求没有被满足时，就会有各种负面情绪，影响孕晚期健康。

症状表现为不能集中注意力，对什么都不感兴趣，总是提不起精神；易疲劳，有持续的疲劳感且睡眠不好；情绪起伏大、喜怒无常，极端易怒和焦虑，持续情绪低落等。

孕妈妈在怀孕后，体内激素发生变化，激素的变化直接作用到脑部中调节情绪的神经上，加之孕妈妈对分娩感到未知和恐惧，致使孕妈妈产生忧虑或喜怒无常。在孕期身体上的不适也会使情绪异常烦躁，如果患上一些疾病，孕妈妈还会担心会对胎宝宝产生影响。还有一些孕妈妈担心产后身材走样或是担心孩子的出生会影响自己原本的生活。

孕妈妈的心理状态会直接影响到分娩状态和胎宝宝状况，孕妈妈产前抑郁会对自身和胎宝宝造成直接的影响。严重抑郁的孕妈妈常伴有恶性妊娠呕吐，并可导致早产、流产。孕妈妈常处于抑郁状态下，得不到充分的休息和营养，分娩时更容易造成难产和滞产。

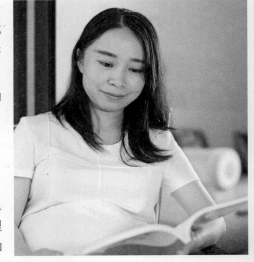

调理方法

（1）饮食调理：适当进食鱼肉，鱼肉中所含的Ω～3脂肪酸能使人的心理焦虑减轻。含硒的食物可以治疗精神抑郁，多吃含硒丰富的食物，如干果、海鲜、谷类等。

（2）转移注意力：当孕妈妈想到让自己焦虑的事情时，不妨将注意力转移到积极向上的事物上，可以培养一些兴趣爱好，让自己在喜欢的事物中保持愉悦心情。

（3）了解孕期知识：孕妈妈可以通过书籍、电视、网络等学习关于孕期的知识，全面科学了解到孕期知识后，就可以轻松应对怀孕，减轻焦虑。

妊娠便秘

症状及原因

妊娠便秘是孕期常见的不适症状之一。尤其在孕晚期，便秘会越加严重。孕妈妈常常几天没有大便，甚至一周都未能排便，从而导致腹痛、腹胀。严重者可导致肠梗阻，并发早产，危及母婴生命，应及时就医。

怀孕后，孕妈妈体内会分泌大量的孕激素，引起胃肠肌张力减弱、肠蠕动减慢，再加上胎宝宝逐渐长大，压迫肠管，使得肠蠕动减慢，肠内的废物停滞不前，并且变干，致使孕妈妈常会排便困难。孕妈妈进食大量高蛋白、高脂肪的食物，而忽视蔬菜的摄入，就会使胃肠内纤维素含量不够，不利于排便。

此外，怀孕后孕妈妈的运动量会减少，体内水分减少也会导致便秘。

调理方法

（1）多吃富含膳食纤维的食物：如蔬菜、水果或者杂粮、谷物，尽量少吃易上火、热性的食物。

（2）多补充水分：因为孕妈妈便秘有可能是体内水分减少的原因，所以补充水分可以缓解症状。每天喝6~8杯水，或者多喝新鲜的水果汁都可以缓解便秘。

（3）适当运动：适量的运动可以增强孕妈妈的腹肌收缩力，促进肠蠕动，预防或减轻便秘。孕妈妈可以做一些力所能及的运动，如散步、适当轻家务等，以增加肠的排便动力。

（4）早晨定时排便：每天早上和每次进餐后最容易出现便意，因此，在起床后或吃完早餐后要及时排便，长期坚持，让身体适应，养成早晨排便的好习惯。

孕妈妈本月
健康指导

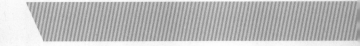

饮食要少量多餐

快到临产期了，由于宫缩的干扰及睡眠的不足，产妇胃肠分泌消化液的能力降低，蠕动功能也减弱，食物从胃进入肠管的时间也由平时的4小时增加至6小时左右，极易存食。此时孕妈妈要少量多餐，每天进食4～6次。

吃易消化的食物

孕10月，孕妈妈的饮食要少而精，宜吃易消化的食物，防止胃肠充盈过度或胀气，以便顺利分娩。分娩过程中消耗水分较多，因此，临产前要进食含水分较多的半流质软食，如肉丝面、肉末蒸蛋、粥等。

临产前吃些巧克力

产妇在临产前适当吃些巧克力，对母婴均有益处。一般来说，正常产程约需要12～16小时。所以，产妇要保证足够的体力，才能顺利分娩。巧克力营养非常丰富，每100克巧克力中含有糖类50克左右、脂肪30克、蛋白质5克以上，还有较多的锌、铜，能在短时间内被人体吸收和利用，供人体消耗。产妇如果在临产前食用巧克力，可补充分娩过程中体内消耗的热量，促进分娩的顺利进行。

剖宫产前不宜暴食

由于剖宫术时肠管受到刺激，胃肠正常功能被抑制，肠蠕动相对减慢，如进食过多，不仅会增加肠管负担，造成便秘，而且会使产妇腹压增高，不利于产后恢复。所以孕妈妈在剖宫产前最好不要吃太多食物。